基于工作过程的眼视光教材

眼视光技术
实践操作规范

（第2版）

主编　金湘东　舒宝童

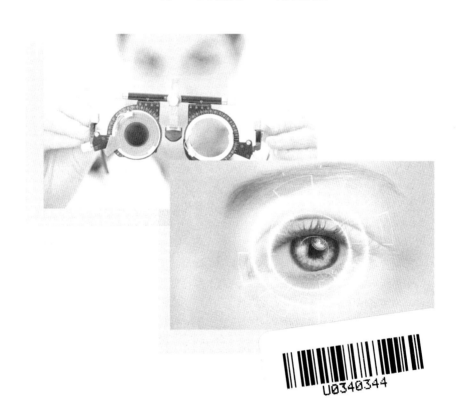

郑州大学出版社

图书在版编目（CIP）数据

眼视光技术实践操作规范 / 金湘东，舒宝童主编. —2 版. — 郑州：郑州大学出版社，2023. 8

基于工作过程的眼视光教材

ISBN 978-7-5645-9832-7

Ⅰ. ①眼… Ⅱ. ①金…②舒… Ⅲ. ①屈光学 - 技术操作规程 - 教材②眼镜检法 - 技术操作规程 - 教材 Ⅳ. ①R778-65

中国国家版本馆 CIP 数据核字（2023）第 149231 号

眼视光技术实践操作规范

YANSHIGUANG JISHU SHIJIAN CAOZUO GUIFAN

策划编辑	李龙传		封面设计	曾耀东
责任编辑	张彦勤		版式设计	苏永生
责任校对	薛　晗		责任监制	李瑞卿

出版发行	郑州大学出版社		地　　址	郑州市大学路 40 号（450052）
出 版 人	孙保营		网　　址	http://www.zzup.cn
经　销	全国新华书店		发行电话	0371-66966070
印　刷	郑州印之星印务有限公司		印　张	14.5
开　本	787 mm×1 092 mm　1 / 16		字　数	337 千字
版　次	2011 年 3 月第 1 版 2023 年 8 月第 2 版		印　次	2023 年 8 月第 2 次印刷

书　　号	ISBN 978-7-5645-9832-7		定　价	46.00 元

本书如有印装质量问题，请与本社联系调换。

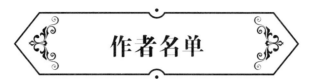

作者名单

主　编　金湘东　舒宝童

副主编　刘文兰　罗元元

编　委　(以姓氏笔画为序)

邓山君　卢志霞　刘文兰

孙巧玲　李　真　李　琳

罗元元　金湘东　舒宝童

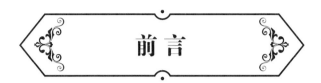

前言

　　扎实的实践操作能力是眼视光技术从业人员需要具备的基本能力，为了更精准地培养高素质眼视光技术技能人才，我们根据眼视光技术人员工作中需要用到的技术技能操作结合执业技能证书的要求进行归纳整理，依据工作中所处的不同岗位及与理论教材的相关性将这些实操项目分为六个单元，包括眼视光应用光学、眼科学基础、屈光与验光技术、眼镜定配技术、接触镜验配技术和临床双眼视技术。每个单元包括若干实训项目，每个实训项目都有实训目的、相关知识、实训准备与计划学时、操作步骤和方法、注意事项及考评标准，让学生明白要学什么、要储备什么知识、要准备哪些器材和设备、怎么检测学会了没有，非常契合学徒制的培养体系。

　　本书分工如下：第一单元，孙巧玲、舒宝童；第二单元，金湘东、孙巧玲；第三单元，舒宝童、邓山君；第四单元，罗元元、李真；第五单元，李琳；第六单元，刘文兰、卢志霞。

　　本次修订坚持对第一版的继承和发展，在上一版的基础上主要做了以下修订：充实了第二单元的项目，包括裂隙灯的各种照明方法、角膜内皮显微镜和生物测量仪的使用；对第三单元的项目做了细化扩充和修订；第四单元增加了功能性眼镜的加工与装配；第五单元增加了角膜塑形镜的配适评估；第六单元增加了立体视觉检测、同视机检测。

　　本书撰写过程中有幸得到了郑州铁路职业技术学院、河南医学高等专科学校、西安医学院、永州职业技术学院、广州市财经商贸职业学校、攀枝花学院的大力支持，在此向所有关心、支持本教材修订工作的专家同事表示真诚的感谢。

　　由于水平所限，本书难免存在一些不足之处，敬请各位同道不吝指正，以便再版时修订、完善。

编者

2023 年 3 月

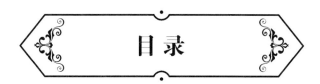

目录

第一单元

眼视光应用光学

实训项目一　测定玻璃的折射率

【实训目的】

会通过折射定律测定玻璃的折射率,会分析实验过程中出现的问题及实验产生的误差。掌握玻璃折射率的测定方法。培养学生认真、仔细,勤于动手、动脑的学习习惯。

【相关知识】

1. 某种波长的单色光在真空中的光速与在某种透明介质中的光速之比称为这种介质对这种单色光的折射率。

2. 入射光线、法线和折射光线在同一平面,入射光线和折射光线分居在法线两侧,入射角的正弦($\sin i_1$)与反射角的正弦($\sin i_2$)之比等于折射光线一侧介质的折射率(n_1)与入射光线一侧介质的折射率(n_2)之比。即$\dfrac{\sin i_1}{\sin i_2} = \dfrac{n_2}{n_1}$。如图1-1-1。

3. 如图1-1-2所示,当光线 AO 以一定入射角穿过两面平行的玻璃砖时,通过插针法找出跟入射光线 AO 对应的出射光线的 $O'B$,从而求出折射线 OO' 和折射角 r,再根据$n = \dfrac{\sin i}{\sin i'}$算出折射率。

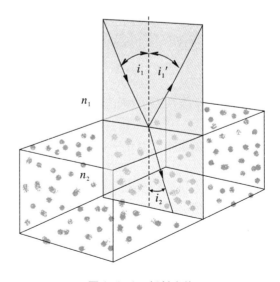

图1-1-1　折射定律

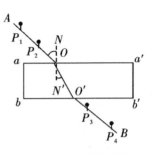

图 1-1-2　折射定律

【实训准备与计划学时】

1. 实训准备

（1）场地：常光实训室。

（2）器材：一块两面平行的玻璃砖、量角器（或圆规、三角板）、刻度尺、木板、大头针（4枚）、白纸。

（3）检查者：工作衣，实训报告册，签字笔，实训指导书。

（4）收集测定玻璃折射率的方法：收集测定各种折射率的方法，并进行对比研究，提出6种测量玻璃折射率的设计方案，每种测量方案包括测量原理、光路安排、实验仪器选择、实验参数估算、实验步骤、注意事项、参考资料等。

（5）根据实验室现有的条件和实验情况，选择3种可行的测量设计方案进行试验，在试验过程中逐步完善该方案。

（6）参加实验人员按照实验室管理规定，穿白大衣、清洁双手、矫正自身的屈光不正。

2. 计划学时：2学时。

【操作步骤和方法】

1. 把白纸铺在木板上。

2. 在白纸上画一直线 aa' 作为界面，过 aa' 上的一点 O 画出界面的法线 NN'，并画一条线段 AO 作为入射光线。入射角不能太小（接近零度），否则会使测量误差加大；也不能太大（接近 $90°$），否则会不易观察到 p_1、p_2 的像。

3. 把长方形玻璃砖放在白纸上，并使其长边与 aa' 重合，再用直尺画出玻璃的另一边 bb'。

4. 在线段 AO 上竖直地插上两枚大头针 p_1、p_2（注意安全），插针 p_1 与 p_2、p_3 与 p_4 的间距要适当地大些，以减小确定光路方向时出现的误差。

5. 从玻璃砖 bb' 一侧透过玻璃砖观察大头针 p_1、p_2 的像，调整视线方向直到 p_1 的像被 p_2 的像挡住。再在 bb' 一侧插上大头针 p_3、p_4，使 p_3 能挡住 p_1、p_2 的像，p_4 能挡住 p_1、p_2 的像及 p_3 本身。

6. 移去玻璃砖，在拔掉 p_1、p_2、p_3、p_4 的同时分别记下它们的位置，过 p_3、p_4 作直线 $O'B$ 交 bb' 于 O'。连接 O、O'，OO' 就是玻璃砖内折射光线的方向。$\angle AON$ 为入射角，$\angle O'ON'$ 为折射角。

7. 用量角器量出入射角和折射角的度数。查出它们的正弦值，并把这些数据填入下表中。

8. 用上述方法分别求出入射角是 $15°$、$30°$、$45°$、$60°$ 和 $75°$ 时的折射角，查出入射角和折射角的正弦值，记录在下表中。

9. 算出不同入射角时 $\dfrac{\sin i}{\sin r}$ 的值，比较一下，看它们是否接近一个常数。求出几次实验测得的 $\dfrac{\sin i}{\sin r}$ 的平均值，这就是这块玻璃的折射率。

实验记录

实验次数	入射角 i	折射角 i'	$\sin i$	$\sin i'$	n
1					
2					
3					

【注意事项】

1. 轻拿轻放玻璃砖,手只能接触玻璃砖的毛面或棱,不能触摸光洁的光学面。严禁把玻璃砖当直尺用。

2. 实验过程中,玻璃砖在纸面上的位置不可移动。

3. 本实验中如果采用的不是两面平行玻璃砖,如采用三棱镜,半圆形玻璃砖等,即使出射光和入射光不平行,也一样能测出折射率。

【考评标准】

名称:玻璃折射率的测定　　　时间:20 min　　　得分:_____

工作步骤	工作内容	分值	评分细则	得分
工作准备	1. 着工作装,仪表端庄	5	不符合要求全扣	
	2. 备好器材	5	少一样扣1分	
工作过程	1. 将白纸放置在木板上,设计入射光线	10	设计入射光线不合格扣5分	
	2. 放置好玻璃砖,并在入射光线上插入大头针2枚,设置折射现象	30	p_3 不能挡住 p_1、p_2 的像,p_4 不能挡住 p_1、p_2 的像及 p_3 本身挡住全扣,遮住不符合要求酌情给分	
	3. 确定折射光线、入射角、折射角	20	入射光线折射光线确定错误全扣,确定有偏差酌情扣分	
	4. 用折射定律公式计算出玻璃的折射率,计算3次,取平均值	20	不能正确计算玻璃折射率全扣,计算错误根据情况酌情扣分	
工作结束	1. 物品整理归位	5	酌情给分	
	2. 清理工作台	5	酌情给分	
总评		100		

实训项目二 **测定凸透镜的焦距**

【实训目的】

会调节光学系统的共轴,会测定薄透镜的焦距。掌握薄透镜的成像公式。培养学生认真、仔细,勤于动手、动脑的学习习惯。

【相关知识】

1. 薄透镜成像公式 当透镜的厚度远比其焦距小得多时,这种透镜称为薄透镜。在近轴光线的条件下,薄透镜成像的规律可表示为:

$$\frac{1}{v} = \frac{1}{u} + \frac{1}{f}$$

式中 u 表示物距,v 表示像距,f 为透镜的焦距。对于物距和像距要严格按照符号法则来确定符号,对凸透镜 f 为正值,对凹透镜 f 为负值。

2. 凸透镜焦距的测定

(1)自准法:如图 1-2-1 所示,将物 AB 放在凸透镜的前焦面上,这时物上任一点发出的光束经透镜后成为平行光,由平面镜反射后再经透镜会聚于透镜的前焦平面上,得到一个大小与原物相同的倒立实像 $A'B'$。此时,物屏到透镜之间的距离就等于透镜的焦距 f。

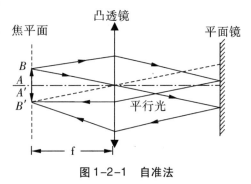

图 1-2-1 自准法

(2)物距像距法($U>f$):物体发出的光线经凸透镜会聚后,将在另一侧成一实像,只要在光具座上分别测出物体、透镜及像的位置,就可得到物距和像距,把物距和像距代入 $\frac{1}{v} = \frac{1}{u} + \frac{1}{f}$ 得:

$$f = \frac{uv}{u+v}$$

由上式可算出透镜的焦距 f(根据不确定度传递公式可知,当 $U=V=2f$ 时,f 的相对不确定度最小)。

(3)共轭法:如图 1-2-2 所示,固定物与像屏的间距为 D($D>4f$)。当凸透镜在物与像屏之间移动时,像屏上可以成一个大像和一个小像,这就是物像共轭。根据透镜成像公式得知:

$u_1 = v_2$;$u_2 = v_1$(因为透镜的焦距一定)。若透镜在两次成像时的位移为 d,则从图中可以看出 $D-d = u_1 + v_2 = 2u_1$,故 $u_1 = \frac{D-d}{2}$。

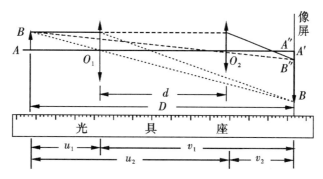

图 1-2-2 共轭法测定焦距

由 $v_1 = D - u_1 = D - \dfrac{D-d}{2} = \dfrac{D+d}{2}$

得: $f = \dfrac{u_1 v_2}{u_1 + v_2} = \dfrac{D^2 - d^2}{4D}$

由上式可知只要测出 D 和 d,就可计算出焦距 f。

共轭法的优点是把焦距的测量归结为对于可以精确测量的量 D 和 d 的测量,避免了测量 u 和 v 时,由于估计透镜光心位置不准带来的误差。

【实训准备与计划学时】

1. 实训准备

(1)场地:专用光学实验室;采用自然光线,如果照度不够,打开照明灯。

(2)器材:光具座、光源、像屏、观察屏、平面反射镜、薄透镜等。

(3)检查者:工作衣,清洁双手、矫正自身的屈光不正,实训报告册,签字笔,实训指导书。

2. 计划学时:2 学时。

【操作步骤和方法】

1. 光学系统的共轴调节　薄透镜成像公式仅在近轴光线的条件下才成立。对于几个光学元件构成的光学系统进行共轴调节是光学测量的先决条件,对几个光学元件组成的光路,应使各光学元件的主光轴重合,才能满足近轴光线的要求。习惯上把各光学元件主光轴的重合称为同轴等高。本实验要求光轴与光具座的导轨平行,调节分两步进行。

(1)粗调:将安装在光具座上的所有光学元件沿导轨靠拢在一起,用眼睛仔细观察,使各元件的中心等高,且与导轨垂直。

(2)细调:对单个透镜可以利用成像的共轭原理进行调整。实验时,为使物的中心、像的中心和透镜光心达到"同轴等高"要求,只要在透镜移动过程中,大像中心和小像中心重合就可以了。

对于多个透镜组成的光学系统,则应先调节好与一个透镜的共轴,不再变动,再逐个加入其余透镜进行调节,直到所有光学元件都共轴为止。

2.测量凸透镜焦距

（1）自准法：光路如图1-2-1所示，先对光学系统进行共轴调节。实验中要求平面镜垂直于导轨。移动凸透镜，直至物屏上得到一个与物大小相等，倒立的实像，则此时物屏与透镜间距就是透镜的焦距。为了判断成像是否清晰，可先让透镜自左向右逼近成像清晰的区间，待像清晰时，记下透镜位置。再让透镜自右向左逼近，在像清晰时再记下透镜的位置。取这两次读数的平均值作为成像清晰时透镜位置的读数。重复测量3次，将数据填于下表中，求平均值。

自准法物屏位置 $X_0 =$ _____ cm　　　　　　　　　　　　单位：cm

次数 (n)	凸透镜位置 X（左→右）	凸透镜位置 X（右→左）	X 的平均值	$f_0 = \lvert X - X_0 \rvert$	Δf
1					
2					
3					
平均					

（2）物距像距法：先对光学系统进行共轴调节，然后取物距 $U \approx 2f$，保持 U 不变，移动像屏，仔细寻找像清晰的位置，测出像距 V，重复3次，将数据填入下表中，求出 V 的平均值，代入 $f = \dfrac{vu}{v+u}$ 式求出 $\bar{f}$。

物屏位置 $X_0 =$ _____ cm　　　　　透镜位置 $X_1 =$ _____ cm

次数 (n)	像屏位置 X_2	$V_0 = \lvert X_2 - X_1 \rvert$	ΔV
1			
2			
3			
平均值			

（3）共轭法：取物屏，像屏距离 $D>4f$，固定物屏和像屏，然后对光学系统进行共轴调节。移动凸透镜，当屏上成清晰放大实像时，记录凸透镜位置 X_1；移动凸透镜当屏上成清晰缩小实像时，记录凸透镜位置 X_2，则两次成像透镜移动的距离为 $d = \lvert X_2 - X_1 \rvert$。记录物屏和像屏之间距离 D，根据 $f = \dfrac{u_1 v_2}{u_1 + v_2} = \dfrac{D^2 - d^2}{4D}$ 式求出 f，重复测量3次，将数据填于下表中，求出 $\bar{f}$。

物屏位置 $X_0 =$ _____ cm　　　像屏位置 $X_3 =$ _____ cm　　　$D = |X_3 - X_0| =$ _____ cm

次数(n)	透镜位置 X_1	透镜位置 X_2	$d = |X_2 - X_1|$	$f = \dfrac{D^2 - d^2}{4D}$	Δf
1					
2					
3					
平均值					

【注意事项】

1. 在使用仪器时要轻拿、轻放,勿使仪器受到震动和磨损。

2. 调整仪器时,应严格按各种仪器的使用规则进行,仔细地调节和观察,冷静地分析和思考,切勿急躁。

3. 任何时候都不能用手去接触玻璃仪器的光学面,以免在光学面上留下痕迹,使成像模糊或无法成像。如必须用手拿玻璃仪器部件,只准拿毛面,如透镜四周,棱镜的上、下底面,平面镜的边缘等。当光学表面有污痕或手迹时,对于非镀膜表面可用清洁的擦镜纸轻轻擦拭,或用脱脂棉蘸擦镜水擦拭。对于镀膜面上的污痕则必须请专职教师处理。

【考评标准】

名称:测定薄透镜的焦距　　　时间:20 min　　　得分:_____

工作步骤	工作内容	分值	评分细则	得分
工作准备	1. 着工作装,仪表端庄	5	不符合要求全扣	
	2. 备好器材	5	少一样扣1分	
工作过程	1. 按照实验要求将安装在光具座上的所有光学元件沿导轨靠拢在一起	10	设计光具座错误扣10分,不合格酌情扣分	
	2. 物的中心、像的中心和透镜光心达到"同轴等高"要求	10	完全达不到"同轴等高"的要求扣10分,有误差酌情扣分	
	3. 自准法测量:找到透镜的焦距	20	调不到与物大小相等,倒立的实像扣20分,近似符合酌情扣分	
	4. 仔细寻找像清晰的位置,测出像距 V,重复3次,根据公式计算出 f	20	入射光线折射光线确定错误全扣,确定有偏差酌情扣分	
	5. 调整光学系统,得清晰放大实像时和清晰缩小实像时,分别记录 X_1、X_2,记录物屏和像屏之间距离 D,根据公式求出 f	20	不能正确得到 X_1、X_2、D,少一项扣5分,三项都得不到全扣	
工作结束	1. 物品整理归位	5	酌情给分	
	2. 清理工作台	5	酌情给分	
总评		100		

实训项目三 | **中和法测量球面透镜的镜度**

【实训目的】

会目测法测定镜片的光学中心,能通过镜片中和的方法测定镜片的度数。掌握正负透镜的视觉效果,中和法测定镜片屈光力的方法。培养学生认真、仔细,勤于动手和动脑的学习习惯。

【相关知识】

用眼镜中和法确定未知镜片的屈光度,是一个古老的方法,到现在已经有几百年的历史。虽然目前检测眼镜的仪器层出不穷,但是对于初学者或者是检测眼镜的仪器出现故障时,该项操作对了解各类镜片的光学特性,加深理解屈光不正眼的矫正理论,有着不可替代的作用。

矫正屈光不正的镜片有球镜、柱镜和球柱镜等,这些镜片都是由三棱镜按照不同的规则排列而成。凸透镜是由底相对大小不同的三棱镜组成,凹透镜是由顶相对大小不同的三棱镜组成。正球镜、负球镜的结构见图1-3-1。

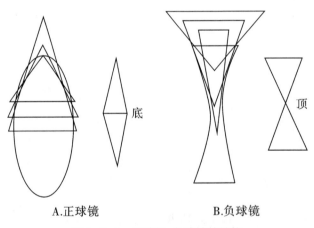

A.正球镜　　　　　　　　　　B.负球镜

图1-3-1　正球镜、负球镜的结构

1.眼镜中和法的原理　根据三棱镜的特性,入射光线折向其底边时,像往顶的方向偏折。通过凸透镜观察前方目标,物像会变大,并产生与移动方向相反的视觉像移效果,称为逆向像移。通过移动凹透镜观察前方目标,物像会缩小,并产生移动方向相同的视觉效果,称为顺向像移。透镜的屈光力越大,像移的效果越明显,通过这种方法可以简单地判断正负性质和屈光度。

2. 球面透镜联合使用　镜度为 F_1 和 F_2 的两球面透镜同轴、紧密联合使用,等效于一个新的球面透镜。新的球面透镜的镜度 F 等于两个透镜的镜度代数和。现为了检测 F_1 的度数,从镜片箱中取出镜片 F_2 组合在一起,观察视觉像移,直到无视觉像移。说明组合后的镜度为 0,因此检测的度数 F_1 就是 F_2 的相反数。

【实训准备与计划学时】

1. 实训准备

(1)场地:专用眼镜中和室;采用自然光线,如果照度不够,打开照明灯。

(2)器材:试镜片箱、放置镜片箱的工作台、工作椅、擦镜布、"十"字视标。

(3)检查者:工作衣,清洁双手、矫正自身的屈光不正,实训报告册,签字笔,纸,实训指导书。

2. 计划学时:2 学时。

【操作步骤和方法】

1. 站在或坐在镜片箱后面,面对中和的"十"字视标,调整好姿势,以免出现测量误差。

2. 操作者打开被检测眼镜的镜腿,将眼镜处于水平佩戴位置,距离检测者的距离是 15 cm 左右,先检测右眼再检查左眼。

3. 以中等的速度移动眼镜,确定镜片的正、负关系。

4. 确定镜片的正、负后,操作者通过待检眼镜观察"十"字视标,镜片中出现"十"字视标的正立虚像。操作者调整待检眼镜和"十"字视标之间的距离,使镜片内的"十"字视标虚像处在外"十"字视标内。

5. 水平和垂直移动镜架,直至"十"字视标像与"十"字视标上下、左右完全重合。

6. 操作者继续捏住待检眼镜,右手用油性笔在交点处轻轻一点,然后画出水平和垂直线,水平和垂直线的交点就是光学中心。

7. 根据待检眼镜的性质,从镜片箱中取一性质相反的镜片与待检镜片紧密贴在一起,并做视觉像移实验。根据观察现象更换球镜片,直至不出现像移现象,此时球镜度镜片的镜度就是待检镜片的镜度,但是符号相反。

不动的标准:微微左右移动待检眼镜,待检镜片内的"十"字虚像中的垂直线与镜片外的"十"字线视标中的垂直线保持重合,不随镜片移动而移动。

【注意事项】

1. 不能根据自身的屈光不正去猜被检测眼镜的度数。

2. 确定光学中心后,应该反复修正,确保实验的精确度。

3. 在中和眼镜度数时,必须确定视觉像移是不动的。必要的时候在认为不动的时候,再增加 0.25 DS 的屈光度数,来观察像移是否改变。

【考评标准】

名称:中和法测量球面透镜的镜度   时间:5 min   得分:_____

工作步骤	工作内容	分值	评分细则	得分
工作准备	1.着工作装,仪表端庄	5	不符合要求全扣	
	2.备好器材	5	少一样扣1分	
工作过程	1.调整操作者的坐姿或站姿,眼镜处于水平佩戴位置,距离操作者15 cm左右	10	操作姿势不合格全扣	
	2.以中等的速度移动眼镜,确定镜片的正、负关系	10	判断错误全扣	
	3.水平和垂直移动镜架,直至"十"字视标像与"十"字视标上下、左右完全重合	20	"十"字视标像找错全扣,"十"字像与"十"字视标不完全重合酌情扣分	
	4.操作者继续捏住待检眼镜,右手用油性笔在交点处轻轻一点,然后画出水平和垂直线,水平和垂直线的交点就是光学中心	20	光学中心偏差>0.5 mm全扣	
	5.此时球镜度镜片的镜度就是待检镜片的镜度	20	检测误差超过1.00 D全扣,0.75 D扣15分,0.50 D扣10分,0.25 D扣5分	
工作结束	1.物品整理归位	5	酌情给分	
	2.清理工作台	5	酌情给分	
总评		100		

实训项目四 | 中和法测量柱镜的镜度和轴向

【实训目的】

会用镜片中和的方法测定未知柱镜片的镜数和轴向。掌握柱镜的视觉效果,用镜片中和的方法测定未知柱镜片的镜数和轴向。培养学生认真、仔细,勤于动手和动脑的学习习惯。

【相关知识】

相关知识同中和法测量球面透镜的镜度。

【实训准备与计划学时】

1.实训准备

(1)场地:专用眼镜中和室;采用自然光线,如果照度不够,打开照明灯。

(2)器材:未知柱镜镜片,试镜片箱,放置镜片箱的工作台、工作椅、擦镜布、"十"字视标。

(3)检查者:工作衣,清洁双手、矫正自身的屈光不正,实训报告册,签字笔,纸,实训指导书。

2.计划学时:2学时。

【操作步骤和方法】

1.站在或坐在镜片箱后面,面对中和的"十"字视标,调整好姿势,以免出现测量误差。

2.操作者打开被检测眼镜的镜腿,将眼镜处于水平佩戴位置,距离检测者的距离是15 cm左右,先检测右眼再检查左眼。

3.操作者确定待测镜片是球柱面透镜及其主子午线方向,并标记。按照"十"字图像法进行,此时待测镜片的主子午线方向也就是水平或垂直方向。

4.水平方向中和(左右移动)。根据水平方向像移现象的类型,另取一已知球镜片(顺动取正,逆动取负),并令两镜片尽量密接和光心重合,再进行水平方向像移实验,据情况调整已知球镜的屈光力大小,直至两镜片组合在水平方向(竖直线条)不产生像移为止。则此已知球镜片的屈光力的相反数就是水平方向主子午线上的屈光力。

5.垂直方向中和(上下移动)。取上一步骤中的已知球镜片,同理进行垂直方向中和。即据垂直方向像移现象的类型,取一已知球镜片与待测镜片密接和光心重合,进行垂直方向像移实验,直至两镜片组合在垂直方向(水平线条)不产生像移。已知球镜片的屈光力的相反数就是垂直方向主子午线上的屈光力。

6.记录:两者中偏正的值作为球镜,两者之差作为柱镜(负值)写出处方。

例如:$F_{水平}=-3$,$F_{垂直}=-4$,记录为:-3.00 DS/-1.00 DC×180。

【注意事项】

1.不能根据自身的屈光不正去猜被检测眼镜的度数。

2.确定光学中心后,应该反复修正,确保实验的精确度。

3.在中和眼镜度数时,必须确定视觉像移是不动的。必要的时候在认为不动的时候,再增加0.25 DS的屈光度数,来观察像移是否改变。

【考评标准】

名称:中和法测量柱镜的镜度与轴向　　　　时间:5 min　　　　得分:＿＿＿＿＿

工作步骤	工作内容	分值	评分细则	得分
工作准备	1. 着工作装,仪表端庄	5	不符合要求全扣	
	2. 备好器材	5	少一样扣1分	
工作过程	1. 调整操作者的坐姿或站姿,眼镜处于水平佩戴位置,距离操作者15 cm左右	10	操作姿势不合格全扣	
	2. 以中等的速度移动眼镜,确定镜片的正、负关系	10	判断错误全扣	
	3. 水平和垂直移动镜架,直至"十"字视标像与"十"字视标上下、左右完全重合,分别得到两个主子午线的焦度	20	"十"字视标像找错全扣,"十"字像与"十"字视标不完全重合酌情扣分	
	4. 操作者继续捏住待检眼镜,右手用油性笔在交点处轻轻一点,然后画出水平和垂直线,水平和垂直线的交点就是光学中心	20	光学中心偏差>0.5 mm全扣	
	5. 记录所测镜片的镜度	20	检测误差超过1.00 D全扣,0.75 D扣15分,0.50 D扣10分,0.25 D扣5分	
工作结束	1. 物品整理归位	5	酌情给分	
	2. 清理工作台	5	酌情给分	
总评		100		

实训项目五　几何像差的现象和规律

【实训目的】

会调整各种像差实验装置,能测量显微系统的线视场、放大倍率及数值孔径的大小。掌握各种几何像差产生的条件及其基本规律,掌握几何像差的对视觉的影响。培养学生认真、仔细,勤于动手和动脑的学习习惯。

【相关知识】

光学系统所成实际像与理想像的差异称为像差,只有在近轴区且以单色光所成像之像才是完善的(此时视场趋近于0,孔径趋近于0)。但实际的光学系统均需对有一定大小的物体以一定的宽光束进行成像,故此时的像已不具备理想成像的条件及特性,即像并不完善。可见,像差是由球面本身的特性所决定的,即使透镜的折射率非常均匀,球面加工得非常完美,像差仍会存在。几何像差主要有7种:球差、彗差、像散、场曲、畸变、位置色差及倍率色差。前5种为单色像差,后2种为色差。

1. **球差**　球差是轴上点像差,它随着孔径的变化而变化。如图1-5-1所示,如果系统中存在球差则将影响成像的清晰程度,使像模糊。

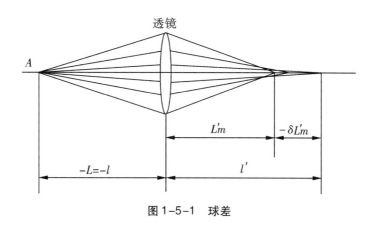

图1-5-1　球差

2. **彗差**　彗差是轴外像差之一,它体现的是轴外物点发出的宽光束经系统成像后的失对称情况,彗差既与孔径相关又与视场相关。若系统存在较大彗差,则将导致轴外像点成为彗星状的弥散斑,影响轴外像点的清晰程度。如图1-5-2所示。

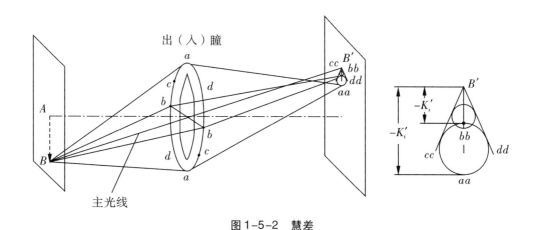

图1-5-2　慧差

3. **像散**　像散用偏离光轴较大的物点发出的邻近主光线的细光束经光学系统后,其子午焦线与弧矢焦线间的轴向距离表示。$x'_{ts} = x'_t - x'_s$ 式中，x'_t，x'_s 分别表示子午焦线至理想像面的距离及弧矢焦线至理想像面的距离，如图 1-5-3 所示。

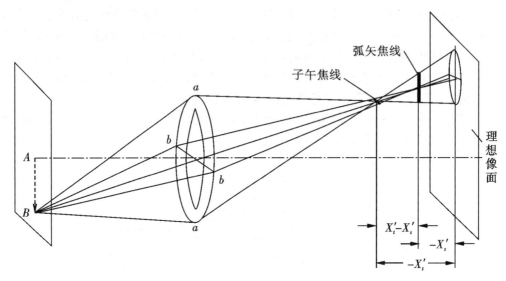

图 1-5-3 像散

当系统存在像散时，不同的像面位置会得到不同形状的物点像。若光学系统对直线成像，由于像散的存在其成像质量与直线的方向有关。例如，若直线在子午面内其子午像是弥散的，而弧矢像是清晰的；若直线在弧矢面内，其弧矢像是弥散的而子午像是清晰的；若直线既不在子午面内也不在弧矢面内，则其子午像和弧矢像均不清晰，故而影响轴外像点的成像清晰度。同时通过研究发现不仅细光束有像散，宽光束一样有像散。

4. 场曲　使垂直光轴的物平面成曲面像的像差称为场曲（图 1-5-4）。子午细光束的交点沿光轴方向到高斯像面的距离称为细光束的子午场曲；弧矢细光束的交点沿光轴方向到高斯像面的距离称为细光束的弧矢场曲。即使像散消失了（即子午像面与弧矢像面相重合），则场曲依旧存在（像面是弯曲的）。

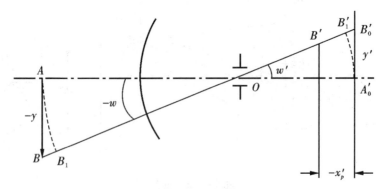

图 1-5-4 场曲

场曲是视场的函数,随着视场的变化而变化。当系统存在较大场曲时,就不能使一个较大平面同时成清晰像。若对边缘调焦清晰了,则中心就模糊,反之亦然。

5.畸变　畸变描述的是主光线像差,不同视场的主光线通过光学系统后与高斯像面的交点高度并不等于理想像高,其差别就是系统的畸变(图1-5-5)。畸变仅是视场的函数,不同视场的实际垂轴放大倍率不同,畸变也不同。由于畸变是垂轴像差,它只改变轴外物点在理想像面上的成像位置,使像的形状产生失真但不影响像的清晰度。

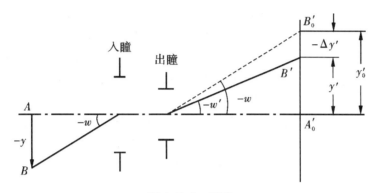

图1-5-5　畸变

6.位置色差　轴上点两种色光成像位置的差异称为位置色差(图1-5-6)。位置色差是轴上点像差,在近轴区就已产生,对目视仪器而言常对 C 光及 F 光较正位置色差。由于同一孔径的光线经光学系统后与光轴有不同的交点,不同孔径不同色光的光线也与光轴的交点不相同,故而在任何像面位置物点的像都是一个彩色的散斑。

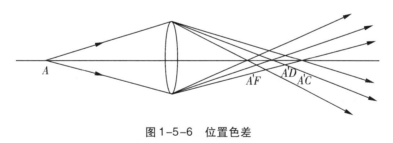

图1-5-6　位置色差

7.倍率色差　倍率色差是指轴外物点发出的两种色光的主光线在消单色像差的高斯象面交点高度之差。当系统存在较大的倍率色差时,物体会呈现彩色的边缘,影响成像清晰度。

【实训准备与计划学时】

1.实训准备

(1)场地:专用光学实验室,室内光线不能过亮。

(2)器材:焦距仪、简易光具座及相应附件、待观测望远镜、被观测物镜。

(3)检查者:工作衣,清洁双手、矫正自身的屈光不正,实训报告册,签字笔,纸,实训指导书。

2. 计划学时:2 学时。

【操作步骤和方法】

1. 首先将已知刻线对的彼罗板放置于平行光管的物镜焦平面上,将待观测物镜放置于透镜夹持器中,并调整透镜、平行光管及测量显微镜三者光轴共轴、等高。

2. 调整观测显微镜直至在视场中看到清晰的彼罗板的像。

3. 取下彼罗板,放上星点板,此时在视场中可以见到星点的像。

4. 由于衍射亟待测物镜的像差的影响,星点的像不是一个点像而是一个具有一定大小的弥散斑。该弥散斑的大小、形状直接体现了像差的种类及大小。通过观察星点的像就能够充分了解不同种类的像差对系统产生的不良影响及其特性。将星点的像调整到视场中心,直到通过沿轴前后移动显微镜能够看到星点的衍射环同心的扩张并达到尽可能圆,这表明星点像已位于待观测透镜的光轴之上。

5. 沿轴前后移动显微镜观测星点像的变化及其规律,以观察球差及位置色差;微摆动物镜夹持器以观察轴外像差如彗差、像散的星点图及特性。

6. 观察已准备好的望远镜,以了解畸变、场曲及倍率色差的特性及规律。

【注意事项】

1. 一定要调整透镜、平行光管及测量显微镜三者光轴共轴、等高,否则就会影响实验结果。

2. 尽量将像调整到透镜的光轴之上。

3. 如果被检者屈光不正没有矫正好,尤其是散光,会影响到实验结果。

【考评标准】

名称:几何光学像差和规律设计　　　　时间:25 min　　　得分:＿＿＿＿

工作步骤	工作内容	分值	评分细则	得分
工作准备	1. 着工作装,仪表端庄	5	不符合要求全扣	
	2. 备好器材	5	少一样扣1分	
工作过程	1. 根据实验要求调整透镜、平行光管及测量显微镜三者光轴共轴、等高	10	调整不合格全扣	
	2. 调整观测显微镜直至在视场中看到清晰的彼罗板的像	10	调整不出彼罗板的像全扣,像不清晰酌情扣分	
	3. 将星点的像调整到视场中心,直到通过沿轴前后移动显微镜能够看到星点的衍射环同心的扩张并达到尽可能圆	20	不能将星点像调至检测透镜的光轴上全扣,位置有偏差根据实验误差酌情扣分	

续表

工作步骤	工作内容	分值	评分细则	得分
工作过程	4. 沿轴前后移动显微镜观测星点像的变化及其规律,以观察球差及位置色差;微摆动物镜夹持器以观察轴外像差如彗差、像散的星点图及特性	20	描述完全错误全扣,描述不全面酌情扣分	
	5. 观察已准备好的望远镜,以了解畸变、场曲及倍率色差的特性及规律	20	描述完全错误全扣,描述不全面酌情扣分	
工作结束	1. 物品整理归位	5	酌情给分	
	2. 清理工作台	5	酌情给分	
总评		100		

实训项目六　移心透镜的最小毛边确定

【实训目的】

会设计棱镜眼镜的移心量,能够判断镜片是否适合被检者的处方和所选镜框的大小。掌握移心透镜最小毛边的直径计算,掌握移心透镜设计需考虑的因素。培养学生认真、仔细,勤于动手和动脑的学习习惯。

【相关知识】

1. **移心透镜**　一般情况下,如果没有特殊的说明,眼镜片的光轴通过观察眼的瞳孔中心。换句话说,眼镜片的光心位于瞳孔中心的正前方。我们将该眼镜片的光心位置称为"标准光心位置"。如果移动镜片使光心偏离"标准光心位置",新的光心处就产生了一定的棱镜效果,这一过程称为移心。经过移心的透镜称作移心透镜。移心透镜的作用是控制一定的棱镜效果,即通过移心不仅可以产生所需的棱镜效果,也可以避免不需要的棱镜效果。

正球镜向下移心产生底朝下的棱镜效果,负球镜向下移心产生底朝上的棱镜效果(图1-6-1)。因此可以得出这样的法则:要求透镜移心产生预期的棱镜效果,正球镜移心的方向与所需棱镜底的方向保持一致,负球镜移心的方向与所需棱镜底的方向相反。因此,对于水平棱镜效果而言,要产生底朝外的棱镜效果,就将正球镜光心外移,负球镜光心内移。

2. **移心透镜的标记**　移心透镜在等待切割、磨边装框之前,除了作好一般的镜片标记外,还应标出透镜光心的移位。可以使用光学量角规来标记镜片移心,光学量角规90°和180°轴线交点附近有一些垂直和水平刻线,它们的间距是1.5 mm。因此可以以这些线条为基准作相应的光心移位。具体步骤如下。

(1)按常规方法找出光心并标记。

(2)定出透镜的正面,令正面朝上并置于光学量角规上。

(3)在光学量角规上调整镜片位置,使光心移至相应的棱镜参考点。

(4)通过"十"字中心画出分割线,并指明鼻侧和眼别。

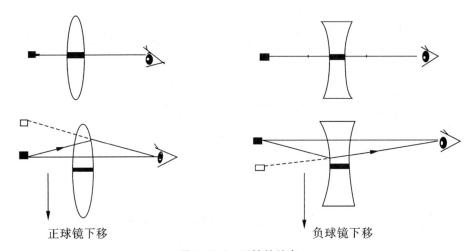

图1-6-1 透镜的特点

3.普伦蒂斯(Prentice's)法则 透镜上任一点的棱镜效果都可被看作是该点所具有的棱镜度(图1-6-2)。它对入射光线产生的偏折与透镜在这一点上产生的偏折相等。其棱镜度随着该点到光心的距离增加而增加。一无限远的光束入射到屈光力为 F 的透镜上,入射点与光心的距离为 c(以cm表示),光束通过透镜后发生偏折交于透镜的第二主焦点,假定偏折角为 ε ,并以棱镜度表示。

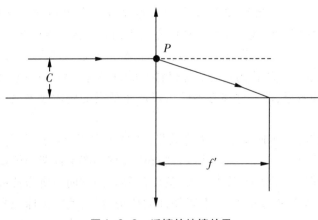

图1-6-2 透镜的棱镜效果

则 $P = \dfrac{100C}{f} = 100\,CF$

如果 C 的单位以 cm 表示,则 $P = FC$,说明透镜上每一点的棱镜度等于该点到光心的距离(单位为 cm)乘以透镜的屈光力。换句话说,透镜移心后所产生的棱镜效果等于移心距离(单位为 cm)与透镜屈光力的乘积。

4.最小未切尺寸　通常镜片在被切割装片前需要作移心,因此未切割片必须有足够的大小以满足所需的移心。一般未切割片直径从 47 mm 到 65 mm 大小不等,实际大小依镜片的屈光度而定。最小未切割片大小取决于完成片的尺寸和形状。如果完成镜片要作移心,假定未切割片的光心与其几何中心重合,那么未切割片所需的最小直径应等于完成片的直径加移心量的两倍,将这种未切割片的大小称为最小未切尺寸。在实际工作中,还必须考虑留出磨耗量。

【实训准备与计划学时】

1.实训准备

(1)场地:专用光学实验室。

(2)器材:定中心仪、吸盘、眼镜片、眼镜架、直尺,有棱镜的眼镜处方。

(3)检查者:工作衣,清洁双手、矫正自身的屈光不正,实训报告册,签字笔,纸,实训指导书。

2.计划学时:2 学时。

【操作步骤和方法】

1.教师提供一些屈光不正联合眼位不正被检者的验光处方。

2.发给每位学生眼镜片、眼镜架若干副。

3.学生通过棱镜公式计算相应的移心量 X、Y。

4.让学生测量并记录眼镜架的几何中心距。

5.结合验光处方上的远用或近用瞳距,计算最小毛边镜片直径。

$$\text{单侧眼镜水平移心量 } e_H = \frac{(\text{镜架几何中心距} - \text{瞳距})}{2} + X$$

$$\text{垂直移心量 } e_V = \frac{(\text{瞳高} - \text{镜框垂直高度})}{2} + Y$$

$$\text{总移心量 } e = \sqrt{\text{垂直移心量}^2 + \text{水平移心量}^2}$$

6.让学生检查现有的镜片能否符合移心距离的要求。

【注意事项】

1.用棱镜公式计算时,一定要注意距离的单位是厘米(cm)。

2.移心时,方向一定要正确。

3.一定要考虑加工余量。

4.测量镜架几何水平中心距时,一定要准确。

【考评标准】

名称:移心透镜的最小毛边确定　　　　时间:10 min　　　　得分:＿＿＿＿

工作步骤	工作内容	分值	评分细则	得分
工作准备	1. 着工作装,仪表端庄	5	不符合要求全扣	
	2. 备好器材	5	少一样扣1分	
工作过程	1. 通过棱镜公式 $P=FC$ 计算相应的移心量 X、Y	10	计算完全错误全扣;计算有偏差,根据实验误差酌情扣分	
	2. 测量眼镜的几何中心距	10	测量错误超过 5 mm 及以上全扣,其他相差 1 mm 扣 2 分	
	3. 计算单侧眼镜水平移心量、垂直移心量	20	计算错误全扣	
	4. 计算总的移心量、毛边的最小直径	30	计算错误全扣	
	5. 检查现有的镜片是否满足要求,能否进行加工	10	表述错误全扣	
工作结束	1. 物品整理归位	5	酌情给分	
	2. 清理工作台	5	酌情给分	
总评		100		

实训项目七　手持交叉柱镜的使用

【实训目的】

会使用交叉柱镜检查散光的度数和轴位。掌握交叉柱镜的结构,掌握交叉柱镜检测散光的流程。培养学生认真、仔细,勤于动手、动脑的学习习惯。

【相关知识】

交叉柱镜有±0.25 D、±0.50 D 和±0.75 D 三种,现在常用的两种±0.25 D 的交叉柱镜是由+0.25 D柱镜与−0.25 D 柱镜两轴垂直相交互为直角而组成(图1-7-1)。

把柄所在的位置为零度;±0.50 D 交叉柱镜是由+0.50 D 和−0.50 D 柱镜所组成,原理同±0.25 D

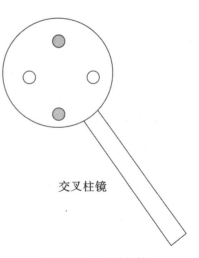

图 1-7-1　交叉柱镜

交叉柱镜。±0.25 D 交叉柱镜力量较弱,一般用于矫正±1.00 D 以内的散光;±0.50 D 交叉柱镜力量较强,用于矫正±1.00 D 以上的散光。在使用交叉柱镜前,必须将球镜力量矫正到位,否则会影响交叉柱镜矫正时的准确性。交叉柱镜具体用法如下。

1. 矫正柱镜轴向　先将球镜矫正到最佳状态,再矫正柱镜。将交叉柱镜的零度位置放在被测柱镜的轴线上;或者说被测柱镜轴位在交叉柱镜"+"、"−"号直角之间的45°。位置,两镜相重合。设被测眼为左眼,被测柱镜为+1.00 DS 轴在90°,这时的交叉柱镜"+"号在颞侧,"−"号在鼻侧,称第一面,被检者视力读到5.0(1.0);再旋转交叉柱镜柄180°,使"+"号在鼻侧,"−"号在颞侧,称第二面,被检者视力4.9(0.8)。我们看到两面的视力比较,第一面好于第二面,这就提示被测柱镜应向80°轴向移位。将轴移到80°位置后,再进行比较。交叉柱镜"+"号在鼻侧,"−"号在颞侧,为第一面,被检者视力读到5.0;再旋转180°看第二面,被检者视力读到4.9。两面相比较后显示,被测柱镜应向90°方向移位。我们将柱镜轴退到85°位置即可。

2. 矫正柱镜力量　设被测柱镜为+1.00 DC 轴在85°,将交叉柱镜"+"轴位放在与被测柱镜轴位相一致的位置,称为第一面,被检者视力5.0;再旋转交叉柱镜180°,使"−"号与原镜片的轴位相一致,称为第二面,被检者视力读到4.9。交叉柱镜的两面相比较,第一面时的视力好于第二面,这就提示我们被测柱镜的力量不足,应加大屈光度数。将被测柱镜转为+1.50 DC,轴在85°,再进行比较。在交叉柱镜第一位置时,视力读到5.0,两面相比较,第二位置时的视力好于第一位置。这就提示我们被测柱镜力量过大,应该减低屈光度。将被测柱镜换成+1.25 DC,轴在85°即可。

【实训准备与计划学时】

1. 实训准备

(1)场地:专用验光实验室。

(2)器材:手持交叉柱镜、镜片箱、瞳距尺、视力表投影仪、试镜架、镜片。

(3)检查者:工作衣,清洁双手、矫正自身的屈光不正,实训报告册,签字笔,纸,实训指导书。

2. 计划学时:2 学时。

【操作步骤和方法】

1. 将被检者的视力先用球镜矫正到最佳,给被检者戴上试戴镜片,在被检者眼前出示蜂窝视标。

2. 将圆柱镜的柄放在与被测柱镜的轴位相一致的地方。

3. 此时交叉圆柱镜的轴位和被测镜片的轴位呈45°,我们称它为第一位置。然后旋转镜柄,使镜作180°反身,则其轴位亦随之变更。我们称更变后的位置为第二位置。让被检者比较第一位置与第二位置的视力何者较佳,并将被测镜片的轴位略向交叉镜中清晰面离翻转轴最近的红点一侧转动,再按前述步骤反复试验,直到交叉圆柱镜的第一位置与第二位置的视力同样清晰为止。这一轴位就是我们所要测定的精确轴位。

4. 确定柱镜度数,将交叉圆柱镜旋转使交叉圆柱镜白点或红点位置同柱镜轴向一致,翻转交叉圆柱镜。

（1）如两面清晰度相同，说明柱镜度数正确。

（2）如两面清晰度不同，较清晰的一面为红点与轴向一致时，增加-0.25 D的柱镜。再次翻转，比较两面的清晰度。

（3）每次增加-0.50 D柱镜，球镜相应增加+0.25 D。

（4）直至两面清晰程度一致，柱镜度正确。

【注意事项】

在使用交叉圆柱镜时，左手拇指与示指拿交叉柱镜中指与无名指放在被检者前额上一点作为支点。这样在翻转交叉柱镜时位置准确，试镜效果好。

【考评标准】

名称：手持交叉柱镜确定散光　　　时间：10 min　　　得分：_____

工作步骤	工作内容	分值	评分细则	得分
工作准备	1. 着工作装，仪表端庄	5	不符合要求全扣	
	2. 备好器材	5	少一样扣1分	
工作过程	1. 通过球镜将被检者视力矫正到最佳，给被检者戴上球镜，用黑片遮盖被检眼，出示蜂窝视标	10	不能调整好等效球镜全扣，并直接判该实验不合格	
	2. 根据被检者视力估算被检者的散光度数，将交叉柱镜的手柄与被检测柱镜轴位一致	10	不能正确地放置翻转轴，误差10°全扣；每差1°扣1分	
	3. 检查散光的轴向	30	翻转不正确扣10分；追红点错误扣10分；不能正确地检查轴位，根据误差酌情扣分	
	4. 检查散光的度数	30	"红加白减"操作错误扣10分，连续两次改变柱镜没有改变球镜扣10分，根据误差酌情扣分	
工作结束	1. 物品整理归位	5	酌情给分	
	2. 清理工作台	5	酌情给分	
总评		100		

实训项目八　渐进多焦点镜片标记恢复

【实训目的】

会恢复渐进多焦点镜片的各个标记。掌握渐进多焦点镜片的结构及各个区域的光学特点,掌握渐进多焦点镜片暂时性标记和永久性标记的意义。培养学生认真、仔细,勤于动手、动脑的学习习惯。

【相关知识】

镜片表面上一般有显性标记和隐性标记两种。顾名思义,显性标记是可用肉眼直接观察到,且需要擦拭掉的;而隐性标记则需要借助阳光或灯光通过仔细辨认才能看到,且终生保留在镜片内。黑色的标记为显性标记,白色则为隐性标记。

1. 显性标记的作用

(1)配镜"十"字:如果瞳距和瞳高测量准确,配镜"十"字与被检者的瞳孔是相对应的。因此,通过观察配镜"十"字与瞳孔的相互位置,可大致判断测量是否准确。所以,连同配镜"十"字在内的所有显性标记,一定要等到被检者试戴过后且无明显问题方可擦拭掉(图1-8-1)。

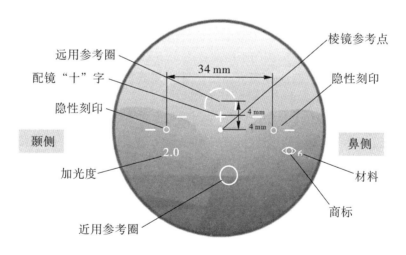

图1-8-1　渐进多焦点镜片

(2)远用参考圈:位于配镜"十"字上方4 mm处。在此处测量镜片的远用光度是最准确的。

(3)棱镜参考点:位于配镜"十"字的下方4 mm处。由于渐进多焦点镜片上方和下方的度数和厚度是不一致的,从美观角度考虑,为取得上方和下方厚度的基本一致,在车房加工时会做一个底向下的棱镜。一般来讲,棱镜的度数同镜片的下加光度数是成正比的,约为下加光度数的二分之一到三分之二。通过棱镜参考点可精确测量出镜片的实际棱镜度数。其意义在于如果两眼镜片的棱镜度数超过 2 个,则被检者比较难以适应。

(4)近用参考圈:位于棱镜参考点的下方。同远用参考圈相同,近用参考圈是测量镜片近用度数和 ADD 最准确的地方。此外,被检者看近则主要是通过近用参考圈来看的。因此,在镜架的选择、加工时务必注意,要把整个近用参考圈予以完整地保留下来,否则会直接影响看近的视觉效果。一般近用参考圈的直径为 4 mm。

(5)配镜高度:从配镜"十"字到近用参考圈二分之一处称为镜片的配镜高度。这是一个非常重要的概念,在镜架的选择和瞳高的测量上有着非常重要的意义。例如,某品牌镜片的配镜高度为 18 mm,如果配镜"十"字上方保留 10 mm,即看远的部分为 10 mm,应该至少选择垂直高度多大的镜架才合适呢?计算很简单,即 10 mm 加上该镜片的配镜高度 18 mm,再加上二分之一的近用参考圈即 2 mm。则至少应选择高度为 30 mm 或以上的镜架方才合适。同理,若某镜片的配镜高度为 18 mm,则选择高度为 26 mm 或以上的镜架即可。因此配镜高度越小,镜架的选择越宽泛。同理,瞳高必须等于或大于所选择镜片的配镜高度加上 2 mm 方可,否则只能重新选择镜架或改变佩戴的位置。

(6)水平标线:在配镜"十"字和棱镜参考点两侧各有两条水平短线,这 4 条短线可帮助我们判断镜片的安装是否处于水平位置及是否有倾斜。

2.隐性标记的作用

(1)隐形刻印:在棱镜参考点的两侧各有一个小圆,称为隐形刻印。这两个隐形刻印在处理投诉上会起到很大的作用。因为两个隐形刻印之间的距离为 34 mm,而棱镜参考点将其平均分开,因此每个隐形刻印距离棱镜参考点都是 17 mm。棱镜参考点距离所有显性标记都是固定的数值,因此只要将两个隐形刻印找出来,就可以把所有擦拭掉的显性标记能够全部恢复出来。

在恢复的过程中,只需标记出镜片的隐形刻印,然后同测量卡上的隐形刻印相重合,直接描绘出镜片下面的各个显性标记即可。但需要注意的是,不同的镜片可能会有不同的配镜高度,因此要注意选择不同的测量卡。

两个隐形刻印之间的距离也是经过大量的测算才确定的。例如两个刻印之间不能距离太远,否则在加工时易被切割掉;也不能太近,否则可能会阻挡视线,因此 34 mm 是相对比较合适的距离。

(2)下加光和商品名称:在颞侧隐形刻印的下方会标记有镜片的下加光度数,一般有两位数来表示;在鼻侧隐形刻印下方会标记有镜片的商品名称和折射率,如不同公司生产的不同类型镜片,其商品名称均不相同。这在给先前佩戴过渐进多焦点镜片的被检者推荐渐进多焦点镜片时会提供参考。同时,由于下加光和商品名称的固定位置,可帮助我们判断该镜片属于左眼或右眼的镜片。

3.渐进多焦点镜片的区域 渐进多焦点镜片可分为 4 个区域,即视远区、两边的变形散光区、中间的渐变区和视近区。

(1)视远区:随着渐进多焦点镜片在设计上的快速发展,目前在看远方面,无论是视野抑或是清晰程度,同单光镜片相比已相差不大。在此不再赘述。

(2)变形散光区:对于该区域,有多种不同的称呼,如盲区、像差区、像散区等。目前比较中性地称之为变形散光区或周边区。之所以称为变形散光区,主要是这两部分是由变形散光所构成的,这是渐进多焦点镜片在设计时不可避免的问题。由于是变形散光,毫无疑问会有散光度数,度数的分布规律是越靠近镜片周边部度数越大,而越靠近镜片的中央部分度数则越小。因此,越靠近镜片周边部,视物则越模糊越不舒适。所以在镜架的选择上在满足最低配镜高度的需求上尽可能选择稍微小点的镜架,以求将周边部分切割掉。由于靠近中央部分度数较小,部分被检者在看中、近时也会通过此部分区域来看。这就不难理解为什么不同的被检者戴相同品牌相同下加光的镜片确有不同的感受和视野宽度,原因即在于每个人对散光的耐受性是不一致的。同理,不难理解部分被检者刚戴上时会有很多不适应的感觉,但配戴一段时间便逐渐感觉舒适,原因即在于逐渐对散光耐受和克服。理解这一点在帮助我们处理问题时会有很大帮助。

(3)渐变区:从配镜"十"字到近用参考圈,度数在逐渐发生变化,称之为镜片的渐变区。度数的变化有快慢之分,相间隔的度数变化越大则越快。显然,度数变化越快,眼睛越难以克服和适应。例如,相同的镜片,配镜高度显然是相同的。下加光越高则度数变化越快,越难以适应;相反,下加光度数越小则越容易去适应。同理,下加光相同,不同的配镜高度,则配镜高度越短则度数变化越快,越难以适应;反之则亦然。这对我们给不同被检者推荐不同的镜片提供了参考。

(4)视近区:由于视近时的双眼集合,近用参考圈是向鼻侧内移的。内移的范围根据下加光的不同而不同,一般内移量为单只镜片 2.5～3.0 mm。因此,对于集合功能不足的被检者,一定要注意测量其近用瞳距,以检测近用瞳距同远用瞳距的差别,否则很可能会出现看近问题。

【实训准备与计划学时】

1. 实训准备
(1)场地:专用光学实验室。
(2)器材:油性笔、测量卡、尺、渐进多焦点镜片。
(3)检查者:白大衣,清洁双手、矫正自身的屈光不正,实训报告册,签字笔,实训指导书。
2. 计划学时:2 学时。

【操作步骤和方法】

1. 将渐进多焦点镜片放在光线较亮的地方,找出两个隐形小刻印。
2. 用油性笔标记两个隐性刻印,测量它们之间的距离。
3. 找出两个小刻印之间的中点为棱镜参考点。
4. 棱镜参考点上方 4 mm 为配镜"十"字。
5. 以配镜"十"字中心点为圆心,半径为 4 mm 画出一个半圆,该半圆为远用光学中心。

6. 棱镜参考点下方 14 mm 偏向内侧 2.5～3.0 mm 为半径画一圆,该圆为近用参考圈。

7. 两个小刻印下方可以找到永久性的标记,下加光,在镜片边缘有材料、商标。

【注意事项】

1. 使用测量卡的时候,要注意测量卡和渐进多焦点镜片为同一厂家生产,以免出现误差。

2. 在确定近用区域的时候,一定要注意鼻侧和颞侧。

【考评标准】

名称:渐进多焦点镜片标记恢复　　　　　时间:10 min　　　　　得分:_____

工作步骤	工作内容	分值	评分细则	得分
工作准备	1. 着工作装,仪表端庄	5	不符合要求全扣	
	2. 备好器材	5	少一样扣 1 分	
工作过程	1. 找出两个隐形刻印,用油性笔标记两个隐性刻印,测量它们之间的距离	20	不能找出两个隐形刻性全扣,并直接判实验不合格	
	2. 找出两个刻印之间的中点为棱镜参考点	10	不能找出棱镜参考点全扣	
	3. 找出配镜"十"字	10	不能画出配镜"十"字全扣,位置不偏差酌情扣分	
	4. 找出远用光学中心	15	远用光心画出完全错误全扣,位置有偏差酌情扣分	
	5. 找出近用参考圈	15	近用参考点画出完全错误全扣,位置有偏差酌情扣分	
	6. 两个刻印下方可以找到永久性的标记,下加光,在镜片边缘有材料、商标	10	下加光确定错误扣 5 分,材料、商标确定错误扣 5 分	
工作结束	1. 物品整理归位	5	酌情给分	
	2. 清理工作台	5	酌情给分	
总评		100		

第二单元

眼科学基础

实训项目一 眼科用药

【实训目的】

会点眼药水、涂眼药膏和结膜囊冲洗,并知道操作目的。掌握常用的眼科药物如消炎药、散瞳药、表面麻醉药、缓解视疲劳药物;了解眼药水的保质期、保存方法、注意事项等。培养学生严谨的工作态度,做好解释工作,做到尊重、爱护被检者。

【相关知识】

常用眼科药物有以下几类。

(1)散瞳药:阿托品(长效)、托吡卡胺(短效)、盐酸环喷托酯(赛飞杰、短效)等。

(2)消炎眼药水:氧氟沙星眼药水、妥布霉素眼药水、普拉洛芬滴眼液、红霉素眼药膏、妥布霉素地塞米松眼药膏。

(3)缓解视疲劳眼药水:润洁眼药水。

(4)缓解干眼眼药水:泪然、甲基纤维素滴眼液及凝胶。

(5)促进角膜上皮生长眼药:贝复舒眼用凝胶。

(6)表面麻醉药:盐酸奥布卡因。

【实训准备与计划学时】

1.实训准备

(1)场地:常光实训室。

(2)器材:氧氟沙星眼药水、润洁眼药水、盐酸奥布卡因眼药水、红霉素眼膏、生理盐水、洗眼壶或注射器。纸巾或干毛巾、棉签。

(3)检查者:工作衣,实训报告册,签字笔,实训指导书。

2.计划学时:2学时。

【操作步骤和方法】

1. 滴眼药水法 白天使用,一天 3~4 次,急性严重期可频繁点眼。

(1)滴眼药时应距眼 1~2 cm,以免划伤角膜或接触睫毛、眼睑而污染药液。

(2)滴眼药水前应先挤出 1 滴,轻拉开下眼睑将眼药水点入下穹隆部,可以减少眼药水外流,延长接触时间,增加每滴眼药水的效果。药液不可直接滴在角膜上,以免被检者紧张将药液挤出,双眼紧闭,也增加了角膜溃疡穿孔的危险。

(3)在滴用眼药水后,双眼轻轻地闭合并转动眼球 1~3 min,可增加药效,同时增加角膜接触时间和减少全身吸收。

(4)滴眼药水后,压迫泪囊区几分钟,可减少全身吸收,用胶原或明胶阻塞泪小点亦有同样作用。

(5)每间隔 1 min 滴眼药水 1 次,共 3~5 次,可以增加角膜和房水对药物的吸收。

(6)减少药物从眼睛流出,在应用两种眼药水时,间隔时间至少 2 min(最好 5 min)。若同时应用眼药水和眼膏,间隔时间应为 10~20 min,先用眼药水后涂眼膏。

(7)给儿童滴眼药水比较困难,可将眼药水先点在闭合眼内眦部,然后将眼睑轻轻拉开,药液流入眼内。喷雾剂对儿童很有效,可望不久应用于临床。

2. 涂眼药膏法 晚上使用或术后使用,作用持久。

(1)消毒玻璃棒或棉签一端蘸眼药膏少许,嘱被检者向上看以暴露下穹隆。嘱被检者闭眼,将玻璃棒轻轻由外眦部抽出,操作中勿伤角膜。

(2)涂眼药膏勿将睫毛卷入。

(3)涂药后闭眼并转动眼球或按摩 2~3 min,以增加疗效。

(4)预防睑球粘连或眼科手术后时,眼药膏宜大量。

3. 结膜囊冲洗法 一般用于眼化学伤的冲洗、结膜炎分泌物较多时或眼科术前准备。

(1)被检者取仰卧位或坐位,头向冲洗侧倾斜,将受水器或干毛巾紧贴于待洗眼一侧的颊部,由被检者自持。

(2)操作者左手分开被检者上下眼睑,右手持洗眼壶(或 20 mL 注射器或输液器的胶管),距眼球 10~15 cm。冲洗时先将水流冲于颊部,然后再移至眼部,进行结膜囊冲洗。

(3)冲洗时,嘱被检者将眼球向各方向转动,并将上下眼睑翻开,使结膜囊各部分充分暴露,彻底清洗。

(4)冲洗完毕后用消毒干棉签擦净眼睑及面部冲洗液,取下受水器,点眼药水,必要时覆盖眼睑。

【注意事项】

1. 眼药水的联用药要有间隔,阿托品为长效散瞳药,一般 1 次/d,1 次 1 滴,连用 7 d;托吡卡胺为短效散瞳药,1 次 1 滴,5 min 1 次,滴 4 次。

2. 眼药水的保存:眼药水瓶开口后要尽早用完(不要超过一个月),存放注意低温、避光,表面麻醉药要冷藏保存。

【考评标准】

名称:眼科用药　　　时间:不限　　　得分:_____

工作步骤	工作内容	分值	评分细则	得分
工作准备	1.着工作装,仪表端庄	5	不符合要求一项扣5分	
	2.准备物品	5	少一样扣1分	
	3.洗净双手	5	不洗手全扣	
工作过程	1.滴眼药水	20	任一操作错误扣5分	
	2.涂眼药膏	20	不熟练扣5分	
	3.结膜囊冲洗	20	操作过程中没有与被检者说明扣5分	
	4.说出阿托品和托吡卡胺的用法	10	没有严格按照操作要点不得分	
	5.说出眼药水的保存方法	10	不能说出全扣	
工作结束	物品归位	5	物品归位不全全扣	
总评		100		

实训项目二　视力检查

【实训目的】

会进行视力(远视力、近视力、针孔视力)检查和记录,会判断和区分视力异常的原因。熟悉视力表结构,熟悉造成视力异常的原因;了解视力表的设计依据及特点。培养学生认真、细心的工作习惯和判断思维,锻炼学生的沟通能力和沟通技巧。

【相关知识】

1.视力　眼睛能够分辨两物点间最小距离的能力。

2.视角　物体两端与眼第一结点所形成的夹角。

3.基本视标设计　视标设计的基本原理为1分视角对应的最小距离。视标高度为1分视角所需高度的5倍,对眼形成5分视角,依远、近不同的检查距离设计视标的大小。我国远视力检查距离为5 m,近视力检查距离一般为0.3 m。

4.视力记录方法　我国常用五分记录法或小数记录法。

5.视力检测结果分析

(1)近视:远视力下降、近视力正常。

(2)远视:远、近视力均下降,近视力下降更显著。

（3）老视：近视力下降、远视力正常。

（4）正视：远、近视力相等。

6. 针孔镜　会增加焦深和减小视网膜模糊斑，从而减少屈光对视力的影响而提高视力，常用于初步判断视力低下是否由屈光不正引起。针孔视力的检查通常用于被检者的矫正视力低于 4.8（0.6）时。

【实训准备与计划学时】

1. 实训准备

（1）场地：按视力表要求设置房间灯光。

（2）器材：远视力表、近视力表、遮眼板、指示棒、卷尺、笔灯、试片箱。

（3）检查者：工作衣。

2. 计划学时

（1）远视力检查 1 学时。

（2）针孔视力检查 0.5 学时。

（3）近视力检查 0.5 学时。

【操作步骤和方法】

（一）远视力检查

1. 站在距远视力表 5 m 远处，视线大致与 1.0 视标平齐。

2. 向被检者说明正确观察和表述的方法。

3. 两眼分别检查，先查右眼，后查左眼。查一眼时，须以遮眼板将另一眼完全遮住。

4. 检查时，让被检者先看清最大一行标记。如能辨认，则自上而下，由大至小，逐级将较小视标指给被检者看，直至查出能清楚辨认的最小一行视标，记录结果。如估计被检者视力尚佳，则不必由最大一行视标查起，可酌情由较小字行开始。

5. 如被检者在 5 m 距离外不能辨认出表上任何视标，可让被检者走近视力表，直到能辨认表上"0.1"行标记为止。此时的计算方法为：视力=0.1×被检者所在距离（m）/5（m）。

6. 如被检者在 1 m 处尚不能看清"0.1"行标记，则让其背光数医生手指，记录能看清的最远距离。例如在 30 cm 处能看清指数，则记录为"30 cm 指数"或"CF/30 cm"。如果将医生手指移至最近距离仍不能辨认指数，可让其辨认是否有手在眼前摇动，记录其能看清手动的最远距离。如在 10 cm 处可以看到，即记录为"HM/10 cm"。对有光感者还应检查光源定位，瞩被检者向前方注视不动，检查者在被检者眼前 40 cm 处，上、下、左、右、左上、左下、右上、右下随意变换光源位置，用"+"和"−"表示光源定位的"阳性"和"阴性"，若无光感记录为 NLP（光感与光定位检查需在暗室）。

（二）针孔视力检查

1. 站在距远视力表 5 m 远处，视线大致与 1.0 视标平齐。

2. 向被检者说明正确观察和表述的方法。

3. 两眼分别检查，先查右眼，后查左眼。查一眼时，须以遮眼板将另一眼完全遮住。

4. 检查远视力并记录结果。

5. 试片箱中针孔镜先后置于右、左眼前，再检查远视力并记录结果。

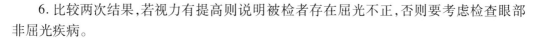

6.比较两次结果,若视力有提高则说明被检者存在屈光不正,否则要考虑检查眼部非屈光疾病。

(三)近视力检查

1.近视力表置于自然光照明下。

2.向被检者说明正确观察和表述的方法。

3.双眼与近视力表相距0.3 mm,视线垂直于近视力表。

4.两眼分别检查,先查右眼,后查左眼。查一眼时,须以遮眼板将另一眼完全遮住。

5.检查时,让被检者先看清最大一行标记。如3 s内能辨认,则自上而下,由大至小,逐级将较小视标指给被检者看,直至查出3 s内能清楚辨认的最小一行视标,记录结果。

(四)实训记录

记录检查结果,注意结果只写被检者的结果,不写检查者的结果。

姓名:张××　　　　性别:_____　　　　年龄:_____

VAsc　　OD

　　　　OS　　　　@ D

　　　　OU

VAcc　　OD

　　　　OS　　　　@ D

　　　　OU

PH　　　OD

　　　　OS

　　　　OU

VAsc　　OD

　　　　OS　　　　@ N

　　　　OU

VAcc　　OD

　　　　OS　　　　@ N

　　　　OU

【注意事项】

1.遮盖眼时注意勿压迫眼球。

2.照明条件适度。

3.针孔镜针孔要正对瞳孔中心。

【考评标准】

名称:远视力检查　　　时间:5 min　　　得分:_____

工作步骤	工作内容	分值	评分细则	得分
工作准备	1. 着工作装,仪表端庄	5	不符合要求全扣	
	2. 准备器材	5	少一样扣1分	
工作过程	1. 检查位置,照明条件	10	位置不对全扣,照明不佳扣3分	
	2. 沟通交流	10	不流畅扣5分,无交流全扣	
	3. 检查及交流	30	不熟练扣15分,交流差扣10分,态度差扣15分	
	4. 记录结果	25	记录错误全扣	
工作结束	1. 器材归位	5	器材归位不全全扣	
	2. 解释结果	10	不会解释全扣	
总评		100		

名称:针孔视力检查　　　时间:5 min　　　得分:_____

工作步骤	工作内容	分值	评分细则	得分
工作准备	1. 着工作装,仪表端庄	5	不符合要求全扣	
	2. 准备器材	5	少一样扣1分	
工作过程	1. 检查位置,照明条件	10	位置不对全扣,照明不佳扣3分	
	2. 沟通交流	10	不流畅扣5分,无交流全扣	
	3. 检查及交流	30	不熟练扣15分,交流差扣10分,态度差扣15分	
	4. 记录分析结果	25	记录错误或不会分析全扣	
工作结束	1. 器材归位	5	器材归位不全全扣	
	2. 解释结果	10	不会解释全扣	
总评		100		

名称:近视力检查　　　时间:5 min　　　得分:_____

工作步骤	工作内容	分值	评分细则	得分
工作准备	1. 着工作装,仪表端庄	5	不符合要求全扣	
	2. 准备器材	5	少一样扣1分	

续表

工作步骤	工作内容	分值	评分细则	得分
工作过程	1. 检查位置,照明条件	10	位置不对全扣,照明不佳扣3分	
	2. 沟通交流	10	不流畅扣5分,无交流全扣	
	3. 检查及交流	30	不熟练扣15分,交流差扣10分, 态度差扣15分	
	4. 记录结果	25	记录错误全扣	
工作结束	1. 器材归位	5	器材归位不全全扣	
	2. 解释结果	10	不会解释全扣	
总评		100		

实训项目三 色觉检查

【实训目的】

会进行色觉检查和记录;会鉴别色觉异常的类型及程度。掌握色觉检查的操作步骤及注意事项、色觉异常的原因;了解色觉检查的目的和意义。培养学生严谨的工作态度,锻炼学生的沟通能力和沟通技巧,培养学生的服务意识。

【相关知识】

1. 色觉 即颜色视觉,指视网膜受不同波长光线刺激后产生的感觉。

2. 色觉异常 也叫色觉障碍,是指对各种颜色心理感觉的不正常,分为先天性色觉异常和后天性色觉异常。常见的色觉异常是色盲和色弱。

色盲是指辨色能力消失,色弱是指辨色能力下降。视锥细胞具有感受红、绿、蓝三种原色的感光色素。每种感光色素对一种原色发生兴奋,而对其他两种原色仅发生程度不等的反应。如在绿光作用下,感绿光色素兴奋,而感红光色素和感蓝光色素兴奋弱。正常人视锥细胞的三种感光色素对三种原色均发生兴奋,称三色视。色弱者视锥细胞内感光色素合成不足,故虽为三色视,但辨色能力较差。色盲者视锥细胞缺少某种感光色素,分为两色视与一色视:前者缺少一种感光色素,对一种原色的辨别能力消失;后者缺少两种感光色素,对两种原色的辨别能力消失,即为全色盲。

无论色盲与色弱,都不能很好地辨别颜色,不能胜任涉及颜色的工作,如绘画、交通运输、化工、医药卫生等工作。色觉障碍不但对从事这些工作带来困难,甚至会造成生命和财产安全的损失。色觉检查的目的在于确定被检者的辨色能力是否正常,鉴别色觉障碍的类型及程度,为其将来的工作定位提供依据。

3. 色觉检查　是一种主觉检查,包括假同色图法、色相排列法和色觉镜法等。

（1）假同色图常称为色盲本,国际上以石原忍及 Stilling 色盲本为标准,我国多用俞自萍、贾永源、汪芳润等自行绘制的色盲本为标准。检查图用亮度相同而色调不同的色点组成数字、字母、图形。正常人以颜色来分辨,而色觉障碍者以明暗来区分,故无法或难以辨认检查图,以此检出色觉障碍者。

（2）色相排列法是用不同颜色的圆形视标,由被检者根据自己的色觉按序排列,以其排列的速度及差错程度来判断有无色觉障碍及其种类与程度。常用的有 FM-100 色彩试验和 D-15 色盘试验。

（3）色觉镜是根据红光与绿光适量混合配成黄光的混色原理制作而成。应用 545 nm 的黄绿光和 670 nm 的红光混合作为混合野,可产生两者之间的中间色（红、橙、黄、黄-绿、绿色光）,而用 589 nm 的黄光作为实验野,可对各种色觉障碍进行定性和定量检查,并可对正常人进行色觉的定量检查,在正常人中选出色觉更优秀者。色觉镜是精确检查色觉的仪器。

【实训准备与计划学时】

1. 实训准备

（1）场地:常光实训室。

（2）器材:遮盖板、色盲本、特殊色盲检查所需的特殊镜片。

（3）检查者:工作衣,实训报告册,签字笔,实训指导书。

2. 计划学时:1 学时。

【操作步骤和方法】

1. 被检者配戴常用或习惯的近用矫正眼镜,手持遮盖板。

2. 充足的自然光,以北窗照明为佳。

3. 检查者手持色盲检查本。

4. 检查距离约为 50 cm。

5. 先检查被检者右眼,遮盖左眼。

6. 让被检者逐步阅读色盲本的每一页,辨认色盲本的数字或图形,每页应在 5 s 内读出。

7. 同法检查左眼。

8. 分别记录每眼所能阅读辨认的页数,并记录所用色盲本的版本。

【注意事项】

注意检查时完全遮盖非被检眼。

【考评标准】

名称:色觉检查　　　时间:1 min　　　得分:_____

工作步骤	工作内容	分值	评分细则	得分
工作准备	1. 着工作装,仪表端庄	5	不符合要求全扣	
	2. 准备器材	5	少一样扣1分	
工作过程	1. 检查距离,照明	10	距离不对全扣,照明不佳扣3分	
	2. 沟通交流	10	不流畅扣5分,无交流全扣	
	3. 检查及交流	30	不熟练扣15分,交流差扣10分,态度差扣15分	
	4. 记录结果	25	记录错误全扣	
工作结束	1. 器材归位	5	器材归位不全全扣	
	2. 解释结果	10	不会解释全扣	
总评		100		

实训项目四　视野初始检查

【实训目的】

会进行指数视野检查。掌握正常视野的范围。培养学生在实际操作中理论联系实践的能力和严谨的工作态度。

【相关知识】

1. 视野　指眼固视时能看到的空间范围。眼所注视的那一点被称为"中心视力",约占视野中央5°范围;中心视力以外的视力又称为"视野"或"周边视力",是视觉功能重要指标。

2. 正常视野范围　单眼上方55°,下方70°,鼻侧65°,颞侧95°。

3. 指数视野检查　是以检查者自己的正常视野比较被检者视野的大致情况。

【实训准备与计划学时】

1. 实训准备

(1)场地:常光实训室。

(2)器材:遮盖板。

(3)检查者:工作衣,实训报告册,签字笔,实训指导书。

2. 计划学时:1 学时。

【操作步骤和方法】

1. 检查者与被检者对视,距离约 1 m。

2. 检查右眼时,被检者遮盖左眼,右眼注视检查者的左眼;而检查者遮盖右眼,左眼注视被检者的右眼。

3. 检查者将手指放在自己和被检者的中间等距离处,分别从各个方位向中央移动,吩咐被检者发现手指出现立即告知。

4. 检查左眼时,被检者遮盖右眼,左眼注视检查者的右眼;而检查者遮盖左眼,右眼注视被检者的左眼。

5. 记录相关数据。

【注意事项】

注意提醒被检者在整个检查过程中要注视检查者双眼。

【考评标准】

名称:视野初始检查   时间:3 min   得分:_____

工作步骤	工作内容	分值	评分细则	得分
工作准备	1. 着工作装,仪表端庄	5	不符合要求全扣	
	2. 准备器材	5	少一样扣1分	
工作过程	1. 检查距离,照明	10	距离不对全扣,照明不佳扣3分	
	2. 沟通交流	10	不流畅扣5分,无交流全扣	
	3. 检查及交流	45	不熟练扣15分,交流差扣15分,态度差扣15分	
	4. 记录结果	10	记录错误全扣	
工作结束	1. 器材归位	5	器材归位不全全扣	
	2. 解释结果	10	不会解释全扣	
总评		100		

实训项目五　附属器检查

【实训目的】

会检查眼附属器;会评价被检者双眼协同运动的能力。掌握眼附属器各项检查的操作步骤及注意事项;熟悉眼外肌的分别运动所产生的作用;了解眼附属器检查的临床意义。培养学生在实际操作中理论联系实践的能力和严谨的工作态度。

【相关知识】

眼附属器检查包括眼睑、泪器、结膜、眼球运动和眼眶等结构的检查。在做这些器官检查时,应当由外向内、先右后左依次进行。这样可以避免遗漏某些异常改变。若一眼患传染性疾病时,则应先检查健眼后检查患眼,避免交叉感染。

检查时可在自然光下进行观察,也可借助聚光手电筒照明和裂隙灯显微镜观察和检查。

1. 眼睑　是眼眶外口的屏障,其对保障眼球免受外力的损害,维持眼球表面湿润,减少强光对眼的刺激等起重要作用。眼睑直接与外界接触易受外表因素的侵袭。眼睑的皮肤如接触某些过敏物质或化学物质就会发生免疫反应或刺激反应,表现为局部红肿、疼痛、渗出,甚至糜烂等炎症反应。眼睑的皮下组织比较疏松,某些全身性疾病如急性肾炎可表现为眼睑水肿。睑缘上有睫毛分布,眼睑肌肉的病变或睑缘的炎症可发生倒睫或睫毛乱生,严重者会导致角膜溃疡,影响视力。

2. 泪器　包含分泌泪液的泪腺和排泄泪液的泪道两部分。泪腺位于眼眶外上方的泪腺窝内,排泄管开口于外上穹隆结膜。副泪腺位于结膜上、下穹隆部。泪道包括泪点、泪小管、泪囊和鼻泪管。结膜囊内的泪液可借泪道流入鼻腔,故鼻腔的疾病可影响泪液的排出。泪道如果有阻塞可引起溢泪症甚至泪囊炎,为老年人的常见病。

3. 结膜　是一层菲薄而透明的黏膜,可分为覆盖在上、下眼睑内面的睑结膜,眼球前部巩膜外面的球结膜和睑结膜、球结膜移行处的穹隆结膜。结膜血管丰富,正常情况下血管纹理清晰,受炎症刺激可表现为血管扩张充血和模糊。炎症也可使结膜局部增生,出现乳头和滤泡。结膜与外界直接接触易患各种传染性疾病。结膜检查可在自然光下进行,但对细微病变最好在放大镜或裂隙灯显微镜下观察。

4. 眼球的运动　依靠眼外肌的收缩舒张而产生。运动眼球的肌肉有 6 条,可使眼球转向不同的方向。若某条肌肉的收缩力发生改变,眼球的位置就会出现变化,表现为斜视甚至可伴有复视。

5. 眼眶　为四边棱锥形骨腔,除外侧壁较厚外,其余三壁骨质都较薄。眼眶与鼻窦毗邻,鼻窦的病变可累及眶内。眼眶内除有眼球、眼外肌、泪腺、血管和神经外,各组织器官间充填有脂肪,起保护作用。若眶内容积发生改变,可引起眼球突出或内陷。

【实训准备与计划学时】

1. 实训准备

(1)场地:可调光度(常光、低照度)实训室。

(2)器材:笔灯、放大镜或裂隙灯显微镜、荧光素钠液、干消毒棉球、装有消毒液的搪瓷碗或盆一只。

(3)检查者:工作衣,实训报告册,签字笔,实训指导书。

2. 计划学时:2 学时。

【操作步骤和方法】

(一)眼睑外观检查

1. 可在自然光或人工照明光下进行. 被检者对光而坐,摘去眼镜。检查者洗净双手。

2. 检查者可用肉眼直接观察,必要时借用放大镜或裂隙灯显微镜进行检查。

3. 检查时应注意双眼对比观察,注意双侧是否对称,睁眼和闭眼是否自如。

4. 注意眼睑皮肤有无充血、水肿、压痛,有无皮疹、溃疡、瘢痕、肿物及皮下结节、皮下出血、皮下气肿等情况。

5. 注意眼睑位置、形态、睑裂大小,有无上睑下垂或眼睑闭合不全。

6. 注意睑缘有无内翻、外翻、充血、肥厚及炎症等。

7. 注意睫毛有无乱生、倒睫、秃睫和睫毛根部有无鳞屑、脓痂或溃疡。

8. 在某些中老年人,上睑内眦部的皮肤上有时可见呈软性扁平黄色斑,略呈椭圆形,进展缓慢无自觉症状,多为良性的黄色瘤。如中老年人的眼睑部出现小结节状隆起且逐渐增大则应高度警惕。如结节破溃或菜花样生长,应尽早切除做病理检查,以排除眼睑皮肤的恶性肿瘤。

(二)眼位及眼外肌检查

1. 可在自然光或人工照明光下进行。被检者对光而坐,摘去眼镜。检查者洗净双手,手持笔式手电筒,距离 40 cm。

2. 灯光从被检者的眼前正中初始位开始。

3. 将灯光移动至另外 8 个位置。

4. 指导被检者保持头位不变,眼球跟随灯光,在不同注视眼位不断询问被检者是否看到双重影,是否疼痛不适。

5. 同时观察被检者的角膜反光点,各象限灯光移动约40°。

6. 整个过程需要观察:眼球运动的流畅度;跟随灯光的准确度和移动范围;若被检者报告某注视象限有复视,需要进行精确的眼肌测量分析。

7. 记录:正常眼球运动是完整的,若正常记录为 SAFE;若有异常,应做文字记录。

(三)泪器的一般检查

1. 可在自然光或人工照明光下进行。被检者对光而坐,摘去眼镜。检查者洗净双手。

2. 泪腺检查:观察泪腺部位有无充血及肿块;触摸眶上缘外侧有无压痛和肿物,如有炎症局部可有压痛;如有肿物,应判断其质地、硬度、移动性,是否有眼球突出或移位。泪腺部肿物常使眼球突出并向内下移位,且运动受限并有复视。

3. 泪道检查:左手分别上提或下拉上、下睑皮肤,用放大镜或裂隙灯显微镜观察上、下泪点是否有无外翻、狭窄或闭塞。泪囊区皮肤有无红肿、压痛,有无溢泪现象,用手指压迫泪囊区观察有无液体或脓液自上、下泪点溢出。

4. 荧光素钠试验:怀疑泪道阻塞时可选用荧光素钠试验。将1% ~2% 荧光素钠溶液 1~2 滴滴入被检者结膜囊内,2 min 后让被检者摸鼻,如涕中带有黄绿色,表示泪道畅通,如无颜色则示泪道可能有阻塞,须做进一步检查。

5. 泪器的一般检查,如观察到眶上缘外侧有突出物,须详细询问病史,有无复视,触诊时一定注意肿物与眶骨间的关系。在检查泪道的同时询问被检者平时有无溢泪现象。滴完荧光素钠后,嘱被检者鼻腔和口咽部如有分泌物勿咽下,用棉球拭净溢出的荧光素钠液。

（四）结膜检查

1. 室内明亮的光线下进行,被检者面对检查者而坐。检查者洗净双手,向被检者讲清楚检查方法和目的以取得其配合。

2. 上睑结膜及上穹隆结膜暴露法。①上睑翻转法:嘱被检者放松眼睑并向下方注视,检查者用左手示指放在被检者眉下睑板部皮肤处,拇指放在上眼睑缘上方,轻轻捏住上眼睑皮肤并前提,然后拇指向上,示指向下对搓,将上眼睑翻转。翻转后,用左手拇指将其固定在眶上缘。右手持手电进行上睑结膜检查。②让被检者眼向下注视即可暴露上穹隆部结膜。或用右手的拇指由下眼睑中央将眼球轻轻往上推压,同时将上睑稍向上牵引,可使上穹隆部结膜暴露得更充分。检查完毕,检查者用固定上眼睑的左手拇指做向下滑动的动作,以帮助被翻转的眼睑复位。

3. 下睑结膜及下穹隆结膜暴露法:以拇指向下牵拉下睑中部,嘱被检者向上注视,即可暴露下睑结膜。如要暴露下穹隆部结膜,则用一手指将下睑推向内上即可充分暴露。

4. 检查睑结膜及穹隆结膜时,应观察其颜色、透明度、光滑性;有无充血、水肿、乳头、滤泡、瘢痕、结石和睑球粘连;有无异物及分泌物潴留等。

5. 球结膜暴露法:用拇指和示指将被检者上、下睑撑开,然后嘱被检者向各个方向注视,即可暴露球结膜的各部。

6. 检查球结膜时主要观察有无充血、出血、水肿、染色、睑裂斑、翼状胬肉及有无异物、疱疹、结节和分泌物等。

7. 结膜检查时,对一些翻转较困难的被检者可借助玻璃棒或翻睑钩自睑板上缘处向下按压翻转;有严重角膜溃疡或内眼手术后伤口未愈者,不宜做上眼睑翻转,以免发生角膜穿孔;戴角膜接触镜者最好让其取出后再做上眼睑翻转;检查时动作要轻柔,尤其在检查较严重角膜溃疡被检者时,绝对避免对眼球加压;有球结膜充血者要特别注意区分睫状充血与结膜充血。

（五）眼眶检查

1. 一般在自然光线下以望诊的方法进行检查。

2. 将两手放在被检者头两侧,用两手拇指由内向外对比触摸眶缘。注意眶的形态和大小,有无缺损、骨折移位及压痛,同时注意眶内有无炎症、出血或肿瘤。

3. 如有异常可用示指或小指自眶缘沿眶壁向眶深部探入进行检查。

4. 如在眶前部触及肿块,应注意观察肿块位置、形状、范围、边界、质地、粘连、有无压痛和搏动等情况。良性肿瘤多为圆形或类圆形,边界清楚,粘连少,质中等硬,无压痛等。囊性肿物质软,可有波动感。恶性肿瘤及炎性病变,形状不规则,边界不清,粘连严重,质偏硬,有压痛等。同时检查局部淋巴结是否肿大,活动度及压痛。

5. 眶内压测量:采用指压对比法,嘱被检者眼向下注视。用双手示指对比压迫两眼球,来感觉眼球后阻力,估计眼眶内压力。用 T_0、$T+1$、$T+2$、$T+3$ 来表示眶内压力增高的程度。

【注意事项】

1. 若怀疑为传染性眼病,应先查健眼,再检查患眼,以免发生交叉感染。

2. 用手指进行检查时动作务必轻柔。

3. 眼位及眼外肌检查时提醒被检者始终注视光标,提醒被检者头不要动,只是眼球跟随灯光转动。

【考评标准】

名称:眼睑外观检查   时间:5 min   得分:_____

工作步骤	工作内容	分值	评分细则	得分
工作准备	1. 着工作装,仪表端庄	5	不符合要求全扣	
	2. 准备器材	5	少一样扣1分	
工作过程	1. 检查距离,照明	10	距离不对全扣,照明不佳扣3分	
	2. 沟通交流	10	不流畅扣5分,无交流全扣	
	3. 检查及交流	45	不熟练扣15分,交流差扣15分,态度差扣15分	
	4. 记录结果	20	记录错误全扣	
工作结束	整理用物,洗净双手	5	器材归位不全扣	
总评		100		

名称:眼位及眼外肌检查   时间:5 min   得分:_____

工作步骤	工作内容	分值	评分细则	得分
工作准备	1. 着工作装,仪表端庄	5	不符合要求全扣	
	2. 准备器材	5	少一样扣1分	
工作过程	1. 检查距离,照明	10	距离不对全扣,照明不佳扣3分	
	2. 沟通交流	10	不流畅扣5分,无交流全扣	
	3. 检查及交流	45	不熟练扣15分,交流差扣15分,态度差扣15分	
	4. 记录结果	20	记录错误全扣	
工作结束	整理用物,洗净双手	5	器材归位不全扣	
总评		100		

名称:泪器的一般检查　　时间:5 min　　得分:_____

工作步骤	工作内容	分值	评分细则	得分
工作准备	1.着工作装,仪表端庄	5	不符合要求全扣	
	2.准备器材	5	少一样扣1分	
工作过程	1.检查距离,照明	10	距离不对全扣,照明不佳扣3分	
	2.沟通交流	10	不流畅扣5分,无交流全扣	
	3.检查及交流	45	不熟练扣15分,交流差扣15分,态度差扣15分	
	4.记录结果	20	记录错误全扣	
工作结束	整理用物,洗净双手	5	器材归位不全全扣	
总评		100		

名称:结膜检查　　时间:5 min　　得分:_____

工作步骤	工作内容	分值	评分细则	得分
工作准备	1.着工作装,仪表端庄	5	不符合要求全扣	
	2.准备器材	5	少一样扣1分	
工作过程	1.检查距离,照明	10	距离不对全扣,照明不佳扣3分	
	2.沟通交流	10	不流畅扣5分,无交流全扣	
	3.检查及交流	45	不熟练扣15分,交流差扣15分,态度差扣15分	
	4.记录结果	20	记录错误全扣	
工作结束	整理用物,洗净双手	5	器材归位不全全扣	
总评		100		

名称:眼眶检查　　时间:5 min　　得分:_____

工作步骤	工作内容	分值	评分细则	得分
工作准备	1.着工作装,仪表端庄	5	不符合要求全扣	
	2.准备器材	5	少一样扣1分	
工作过程	1.检查距离,照明	10	距离不对全扣,照明不佳扣3分	
	2.沟通交流	10	不流畅扣5分,无交流全扣	
	3.检查及交流	45	不熟练扣15分,交流差扣15分,态度差扣15分	
	4.记录结果	20	记录错误全扣	
工作结束	整理用物,洗净双手	5	器材归位不全全扣	
总评		100		

实训项目六 眼前节检查

【实训目的】

会熟练规范地应用裂隙灯显微镜进行眼前节各项检查。掌握眼前节各项检查的操作步骤和注意事项。培养学生的耐心和责任心。

【相关知识】

眼前节包括眼睑、结膜、泪器、角膜、巩膜、前房、虹膜、瞳孔、晶状体等晶状体矢状面以前的结构，临床病变比较多见。检查眼前节的方法有两种。一是简易检查法，即手持手电筒，从眼侧方距眼约 2 cm 处斜照于检查部位。二是裂隙灯显微镜(加附件)检查，是最基本也是最重要的眼视光检查方法之一。

【实训准备与计划学时】

1. 实训准备

(1)场地:可调光度(低照度或常光)实训室。

(2)器材:裂隙灯显微镜、笔灯。

(3)检查者:工作衣,实训报告册,签字笔,实训指导书。

2. 计划学时:2 学时。

【操作步骤和方法】

1. 检查者洗手,消毒颌托和前额靠。

2. 调节室内光线,相对暗室。

3. 让被检者坐好,调整升降台,使其眼外眦与头部托纵杆刻度相平。

4. 分别调节目镜焦距,低倍率放大。

5. 被检者闭眼,开启照明系统,以睫毛为焦点,调整瞳距。

6. 检查者一手持操纵手柄,一手调节裂隙及照明角度。

【注意事项】

1. 让被检者取舒适坐姿,以免因长时间检查造成疲劳。

2. 让被检者双眼注视前方,不要注视裂隙灯光,减少眼部刺激症状。

【考评标准】

名称:眼前节检查　　　时间:20 min　　　得分:_____

工作步骤	工作内容	分值	评分细则	得分
工作准备	1.着工作装,仪表端庄	5	不符合要求全扣	
	2.做好准备工作	5	少一样扣1分	
工作过程	1.洗手,消毒	4	未洗手扣2分,未消毒扣2分	
	2.平外眦	6	未做扣分	
	3.调整照明角度,放大倍率	10	不能正确操作手柄扣5分,没有调整扣5分	
	4.使用弥散照明法检查	20	不熟练扣5分,不会全扣	
	5.使用直接照明法检查	25	不熟练扣5分,不会全扣	
	6.时间为20 min	20	每超过1 min从总分中扣2分,超过10 min,停止操作并全扣	
工作结束	器材归位	5	器材归位不全全扣	
总评		100		

实训项目七　眼后节检查

【实训目的】

会检查玻璃体,会检查眼底。掌握眼后节检查的方法;熟悉眼底结构。培养学生的耐心和责任心。

【相关知识】

玻璃体混浊阻挡光线,表现为眼前暗影。

正常眼底视网膜上可以看到视盘、视网膜中央动脉和视网膜中央静脉极其分支、黄斑区。眼底病变时严重影响视网膜的光学信息转换和视觉的形成而造成视觉障碍。

【实训准备与计划学时】

1.实训准备

(1)场地:相对暗室。

(2)器材:检眼镜、托吡卡胺眼药水、棉签。

(3)检查者:工作衣,实训报告册,签字笔,实训指导书。

2.计划学时:2学时。

【操作步骤和方法】

1.准备:暗室环境,必要者先散瞳。

2.嘱被检者直视正前方。

3.先检查被检者右眼。检查者站在被检者右侧、右手持检眼镜、用右眼观察。

4.打开检眼镜光源。

5.询问被检者屈光状况,调好检眼镜窥孔辅助镜度。

6.将光线在偏被检者颞侧15°、约30 cm距离处射入被检者瞳孔,检查者从窥孔观察瞳孔区的眼底反光。

7.逐渐向被检者移近,此过程中若看到黑影阻挡眼底反光即有玻璃体混浊存在。

8.靠近被检者眼前时,检查眼底时,光线距眼2 cm处射入瞳孔,可以看到橘红色视网膜背景下树根状的视网膜中央血管系统,鲜红色比较细的为视网膜动脉,暗红色稍微粗的为视网膜静脉;沿血管系统向根部追寻即可看到视盘;最后让被检者注视光源即可看到色泽较深的黄斑区和针尖大小亮白的黄斑中心凹。

9.检查者站在被检者左侧,左手持检眼镜,用左眼检查被检者左眼,即"三左三右"。

10.解释可能的不适,必要的进行散瞳。

【注意事项】

1.散瞳前询问眼部健康史,特别是有无青光眼疾病发作史。

2.散瞳者检查完毕立即用缩瞳剂缩瞳并告知注意事项。

【考评标准】

名称:玻璃体混浊检查　　　　时间:5 min　　　　得分:_____

工作步骤	工作内容	分值	评分细则	得分
工作准备	1.着工作装,仪表端庄	5	不符合要求全扣	
	2.准备器材	5	少一样扣1分	
工作过程	1.准备	10	环境不合要求扣5分,散瞳错全扣	
	2.调整检眼镜	10	不询问或遗漏均全扣	
	3.检查右眼	10	不熟练扣5分,姿势错扣10分	
	4.描述右眼现象	10	描述不清扣5分,不会辨别全扣	
	5.检查左眼	10	不熟练扣5分,姿势错扣10分	
	6.描述左眼现象	10	描述不清扣5分,不会辨别全扣	
	7.分析结果	10	不会分析全扣	
工作结束	1.器材归位	10	器材归位不全全扣	
	2.结束工作	10	未交代扣5分,散瞳者未缩瞳全扣	
总评		100		

名称:眼底检查　　　时间:20 min　　　得分:_____

工作步骤	工作内容	分值	评分细则	得分
工作准备	1. 着工作装,仪表端庄	5	不符合要求全扣	
	2. 准备器材	5	少一样扣1分	
工作过程	1. 准备	10	环境不合要求扣5分,散瞳错全扣	
	2. 调整检眼镜	10	不询问或遗漏均全扣	
	3. 检查右眼	10	不熟练扣5分,姿势错扣10分	
	4. 描述现象	10	描述不清扣5分,不会辨别全扣	
	5. 检查左眼	10	不熟练扣5分,姿势错扣10分	
	6. 描述现象	10	描述不清扣5分,不会辨别全扣	
	7. 分析结果、绘图	10	途中少一项全扣	
工作结束	1. 器材归位	10	器材归位不全全扣	
	2. 结束工作	10	未交代扣5分,散瞳者未缩瞳全扣	
总评		100		

实训项目八　　裂隙灯各种投照法检查

【实训目的】

会熟练规范地应用裂隙灯显微镜进行眼球的常规检查。掌握裂隙灯显微镜各种照明方法的操作步骤和注意事项;熟悉裂隙灯显微镜及仪器的主要结构性能;了解各种照明方法检查的目的及意义。培养学生认真、严谨的态度。

【相关知识】

裂隙灯显微镜,简称裂隙灯,是由光源投射系统和光学放大系统组成,为眼科常用的光学仪器。它是以集中光源照亮检查部位,以便与黑暗的周围部呈现强烈的对比,再和双目显微放大镜相互配合,不仅能使表浅的病变观察得十分清楚,还可以利用细隙光带,通过眼球各部的透明组织,形成一系列"光学切面",使屈光间质的不同层次,甚至深部组织的微小病变也清楚地显示出来。在双目显微镜的放大下,目标有立体感,增加了检查的精确性。因此,裂隙灯检查在临床工作中占有重要的地位。

裂隙灯显微镜临床上常用的6种方法检查。

1. **弥散照明法**　将照射光带调整至最大宽度,斜向投射,用低倍率放大镜观察,主要用于眼前部组织的快速初步检查。

2. **直接照明法**　临床最常用的方法,是裂隙灯和显微镜的焦点重合。分为宽光带照明法、窄光带照明法。

（1）宽光带照明法：光源40°~60°投射，光带约2 mm 宽，主要检查角膜上皮、内皮、泪膜及角膜接触镜配适。

（2）窄光带照明法：光源40°~60°投射，裂隙调成"光刀"，投射到被检查组织上形成很薄的光学切面。

3.后部照明法　将裂隙灯光源取45°位置投射到虹膜表面，形成一个模糊的光斑，光斑反射回的光线照射到角膜的后表面。观察角膜有无新生血管或后壁沉着物，角膜深层异物、深层血管，角膜血管翳等。

4.角膜缘分光法　利用角膜的透明性能，当入射角达到某一角度时，光线在角膜内形成全反射，在角巩膜缘上形成一个光环。观察角膜的不透明体（云翳、水泡、瘢痕），角膜的水肿皱纹。

5.镜面反光照明法　利用角膜和晶状体表面可反射光线的特点来进行检查。将裂隙灯光源从颞侧照射，裂隙宽度0.3 mm 左右。将显微镜焦点对准角膜，使其在角膜上形成一个小且亮的镜面反光点。观察角膜内皮细胞。

6.间接照明法　显微镜聚焦到观察目标上，投射光源调整到显微镜焦点检查部位的旁边，慢慢移动光源观察其邻近的同一组织的另一部分。主要观察角膜缘血管、角膜上皮微囊、角膜血管翳、虹膜血管、瞳孔括约肌及虹膜病变。

【实训准备与计划学时】

1.实训准备

（1）场地：相对暗室。

（2）器材：裂隙灯显微镜、调焦棒、酒精棉球、荧光素条、滴眼液。

（3）检查者：工作衣，实训报告册，签字笔，实训指导书。

2.计划学时：6学时。

【操作步骤和方法】

（一）间接照明法检查

1.调低室内光线，打开裂隙灯显微镜电源开关。

2.嘱被检查者坐得舒适，头部固定在托架上，额头顶住额托，下颌顶住须托，使被测眼外眦部与颏托纵杆外眦标记线等高，调节台面高度使被检眼和显微镜光轴大致对准。

3.根据检查者的屈光状态调节目镜焦距，左、右眼分别注视调焦棒使焦面清晰。调整目镜间距，使双眼同时注视观察目标。上下、前后、左右移动调焦手柄，使观察像位置适中清晰可见。

4.转动光栅盘至无光栅，调整裂隙宽度0.2~1.5 mm，调整投射光与视线夹角为45°~60°，调整放大倍率中至高倍，调整投照亮度低至中度。

5.将显微镜聚焦在观察目标上，而裂隙灯光线聚焦在观察目标的旁边，显微镜的焦点与照射光的焦点不一致。利用光在组织内的散射、反射和折射来观察该组织。

6.入射光线与观察线的角度要大，注意观察裂隙光照亮的旁侧，并且慢慢移动光线将会有助于观察。主要用来检查角膜缘血管、角膜上皮微囊、角膜血管翳、虹膜血管、瞳孔括约肌及虹膜病变等。

（二）后部反光照明法检查

1.打开裂隙灯显微镜电源开关,嘱被检查者头部固定在托架上,额头顶住额托,下颌顶住颏托,使被测眼外眦部与颏托纵杆外眦标记线等高。

2.根据检查者的屈光状态调节目镜焦距,左右眼分别注视调焦棒使焦面清晰。调整目镜间距,使双眼同时注视观察目标。

3.调节台面高度使被检眼和显微镜光轴大致对准。上下、前后、左右移动调焦手柄,使观察像位置适中清晰可见。

4.转动光栅盘至散热栅,根据需要调整裂隙宽度,调整投射光与视线夹角,调整放大倍率中至高倍,调整投照亮度低至中度。

5.直接后部反光照明法:检查角膜病变,裂隙灯的焦点照射在虹膜或混浊的晶状体上,被照亮的区域作为第二光源从后面照射到角膜上,显微镜的焦点仍然是在角膜组织上,这样角膜后面的病变可以清楚地被看到。可观察角膜后壁的沉淀物、角膜上皮或内皮水肿、角膜深层异物、角膜新生血管、角膜上的纤细瘢痕等。将裂隙灯的光线焦点照射在晶状体后囊上,利用其反光可观察晶状体的细小空泡及虹膜萎缩、白内障等。

6.间接后部反光照明法:将显微镜的焦点调整在被观察的组织上,裂隙灯的焦点照射于目标后方的不透明组织上,以无光线的区域为背景进行观察。可检查角膜浸润、角膜皱纹等。也可用于检测角膜接触镜镜片沉淀物,如蛋白质沉淀物等。

（三）滤光照明法检查

1.打开裂隙灯显微镜电源开关,嘱被检查者头部固定在托架上,额头顶住额托,下颌顶住颏托,使被测眼外眦部与颏托纵杆外眦标记线等高。

2.根据检查者的屈光状态调节目镜焦距,左、右眼分别注视调焦棒使焦面清晰。调整目镜间距,使双眼同时注视观察目标。

3.调节台面高度使被检眼和显微镜光轴大致对准。上下、前后、左右移动调焦手柄,使观察像位置适中清晰可见。

4.转动光栅盘至钴蓝光栅,光源加覆磨砂滤光镜。

5.调整裂隙长度至最大,调整裂隙宽度至最大。调整投射光与视线夹角为30°~50°。

6.调整放大倍率至低或中倍。调整投照亮度中至高度。

7.结膜囊内滴入1%荧光素。或者用荧光素条,将滴眼液滴在荧光素条有荧光素的一端,嘱被检者向下方注视,一手撑开被检眼的上眼睑,另一手持荧光素条轻触上方球结膜将荧光素涂在球结膜上,嘱被检者眨眼。

8.检查者用右手调整仪器,并嘱被检者眨眼,左手可以轻轻撑开被检眼的眼睑,用滤节照明法观察角膜荧光素图;BUT检测;进行硬性角膜接触镜的配适评估:包括覆盖度、中心位、移动度、下垂度、松紧度的观察等;观察角膜及结膜的染色情况;观察毛细血管及出血点等。

【注意事项】

1.须耐心解释,取得被检者的积极配合。认真解答被检者的疑问。

2. 嘱被检查者坐得舒适,以避免因长时间检查而造成被检者疲劳。

3. 检查时注意观察裂隙光照亮的旁侧,并且慢慢移动光线将会有助于观察。

【考评标准】

名称:裂隙灯各种投照方法　　　　时间:30 min　　　　得分:＿＿＿＿

工作步骤	工作内容	分值	评分细则	得分
工作准备	1. 着工作装,仪表端庄	5	不符合要求全扣	
	2. 做好准备工作:暗室,洗手,嘱被检者坐舒适	5	少一样扣1分	
工作过程	1. 洗手,消毒	4	未洗手扣2分,未消毒扣2分	
	2. 平外眦	6	未做扣分	
	3. 调整照明角度,放大倍率	10	不能正确操作手柄扣5分,没有调整扣5分	
	4. 使用弥散照明法检查	20	不熟练扣5分,不会全扣	
	5. 使用直接照明法检查	25	不熟练扣5分,不会全扣	
	6. 时间为30 min	20	每超过1 min从总分中扣2分,超过10 min,停止操作并全扣	
工作结束	器材归位	5	器材归位不全全扣	
总评		100		

实训项目九　泪液分泌实验

【实训目的】

会对泪液分泌量进行正确的检查。掌握 Schirmer 试验的操作步骤和注意事项;了解泪液的生理特点。培养学生的耐心和责任心。

【相关知识】

1. 泪膜分为三层,从外到内依次为脂质层、水样层、黏蛋白层。

2. 泪液不仅在镜片移动时提供氧交换,而且含有溶菌酶,能抑制细菌的繁殖。

3. 泪液缺陷的人易受感染,配戴接触镜后会出现不舒服的感觉,所以配戴前要做泪膜评估检查。常见的泪膜评估方法分为侵犯性和非侵犯性两大类。

4. Schirmer 试验是常用的泪液分泌实验的检查方法,如果在 5 min 内 Schirmer 试纸条浸润长度 5 mm 以上,属于正常;低于 5 mm 则属于干眼可疑。有时在检查时滴用表面麻醉剂,称为Schirmer试验Ⅱ,此时正常值在10 mm以上。

【实训准备与计划学时】

1. 实训准备

(1)场地:中等亮度实训室。

(2)器材:Schirmer滤纸条(带刻度)、棉签、秒表。

(3)检查者:工作衣,实训报告册,签字笔,实训指导书。

2. 计划学时:1学时。

【操作步骤和方法】

1. 被检查者取舒适坐位,背光而坐。

2. 检查者洗净双手,取一滤条纸置于被检查者下眼睑中外或者中内1/3处,嘱被检查闭眼。

3. 5 min后嘱被检查者睁眼,取出滤纸条。

4. 记录滤纸条被浸润长度。

【注意事项】

1. 被检者应背光而坐,以避免异常的视网膜型反射分泌。

2. 放滤纸条时须轻巧以避免引起周围感觉型泪液分泌。

3. 此检查方法常受操作手法,室内亮度、气温和湿度,被检者的心理因素等干扰,影响测试的准确性,故对高分泌的诊断需谨慎。

【考评标准】

名称:Schirmer试验　　　时间:10 min　　　得分:_____

工作步骤	工作内容	分值	评分细则	得分
工作准备	1. 着工作装、束发	5	不符合要求全扣	
	2. 备好器材	5	器材不完善酌情扣分	
工作过程	1. 被检查者取舒适坐位	15	指导不正确全扣	
	2. 放滤条纸	30	不熟练扣5分,放错或不能正确放入全扣	
	3. 取出滤纸条	25	不熟练扣5分,时间错全扣	
	4. 记录滤纸条被浸润长度	15	记录误差≥2 mm全扣	
工作结束	告诉被检查者结束	5	酌情给分	
总评		100		

实训项目十 | 泪膜破裂时间

【实训目的】

会检查泪膜破裂时间。掌握泪膜破裂时间(BUT)检查的操作步骤和注意事项。培养学生的耐心和责任心。

【相关知识】

BUT 即一次完整的瞬目之后,到泪膜上出现第一个破裂点所需要的时间,反映的是泪膜的稳定性。正常的 BUT 范围是 10~40 s,10 s 以下提示泪膜异常。

【实训准备与计划学时】

1. 实训准备

(1)场地:暗室。

(2)器材:裂隙灯显微镜、荧光素钠试纸条、生理盐水、纸巾、秒表。

(3)检查者:工作衣,实训报告册,签字笔,实训指导书。

2. 计划学时:1 学时。

【操作步骤和方法】

1. 被检者坐于裂隙灯显微镜前。

2. 在球结膜下方滴荧光素钠一滴,嘱被检者眨眼数次使荧光素均匀分布在角膜上以后,再睁眼凝视前方,不得眨眼。若在检测过程中被测眼瞬目则检测失败,需休息 3~5 min 重新检测。

3. 检查者从被检者睁眼时立即持续观察被检者角膜,同时开始计时,直至角膜上出现第一个黑斑(泪膜缺损)时为止。

4. 记录泪膜破裂时间。

5. 同样方法检查左眼,记录 BUT。

6. 某些疾病如鳞屑性睑缘炎、慢性结膜炎及单纯疱疹病毒性角膜炎等会缩短泪膜破裂时间,应加以重视。

【注意事项】

1. 检查时嘱被检者不要过分睁眼或用手揉眼。

2. 暗室内的电扇或空调风不要直接吹向被检者。

3. 避免使用润眼液和角膜接触镜护理液作为荧光素钠的溶解剂,因溶液较黏滞可能延长泪膜破裂时间。

【考评标准】

名称:泪膜破裂时间　　　　时间:5 min　　　　得分:＿＿＿＿＿

工作步骤	工作内容	分值	评分细则	得分
工作准备	1. 着工作装,仪表端庄	5	不符合要求全扣	
	2. 备好器材	5	器材不完善酌情扣分	
工作过程	1. 被检者坐于裂隙灯显微镜前	5	指导被检查者不准确酌情扣分	
	2. 滴荧光素钠	20	不熟练扣10分	
	3. 观察泪膜破裂	15	不熟练扣5分,不准确扣10分	
	4. 记录泪膜破裂时间	10	不熟练扣5分,不准确扣10分	
	5. 同样方法检查左眼,记录 BUT 时间	30	不熟练扣10分,不准确扣15分	
工作结束	1. 告诉被检查者结束	5	酌情给分	
	2. 关闭裂隙灯显微镜	5	未关全扣	
总评		100		

实训项目十一　眼压测量

【实训目的】

会用指测法和眼压计测量眼压。掌握眼压的正常值,眼压检查的操作步骤及注意事项。培养学生的耐心和责任心。

【相关知识】

眼压是眼球内容物作用于眼球壁的压力。正常人眼压是 10 ~ 21 mmHg,双眼眼压差不超过 5 mmHg。一般人晨起时眼压最高,24 h 眼压波动在 8 mmHg 以内。眼压异常升高是青光眼的最常见原因。眼压检查方法有两种:一是指测法,简单易行,但仅适用于对眼压的初步判断和粗测。二是眼压计测量法,相对麻烦,但测量精确。

【实训准备与计划学时】

1. 实训准备

(1)场地:常光实训室。

(2)器材:眼压计、裂隙灯显微镜、0.5%丁卡因液、75%酒精棉球、1%荧光素钠溶液、消毒干棉球、抗生素眼药水及装有消毒液的搪瓷碗。

(3)检查者:工作衣,实训报告册,签字笔,实训指导书。

2. 计划学时：2 学时。

【操作步骤和方法】

（一）指测法

1. 被检者对光而坐。

2. 被检者闭眼，向下注视。

3. 检查者两手中指和无名指轻放于被检者前额和颞部作为支撑。

4. 双手示指放于上睑皮肤面，两指尖交替轻压眼球。当一手轻压眼球时，另一手指感触眼球波动感。根据指尖感觉到的波动感，估计眼压的高低。压迫眼球时，不可用力过大。

5. 记录：正常为 Tn，T+1、T+2、T+3 表示眼压逐渐升高的程度；T-1、T-2、T-3 表示不同程度眼压的降低。

（二）压平式眼压计测量法

1. 消毒裂隙灯的额托和下颌托。

2. 消毒眼压计探测头：蘸少许肥皂水擦洗，再以清水冲净后以 75% 酒精棉球擦拭消毒。

3. 将探测头放到金属环内，调整压平棱镜刻度，使 0 刻度正好对准金属环的白线。如被测眼有 3 D 以上的散光时，旋转棱镜直到红色刻度线正好对准被检者角膜上屈光度较弱的轴向。

4. 将裂隙灯的裂隙全开大，加置钴蓝滤光栅，使蓝光照明。照明方向与正前方的角度最好是 45°~60°。

5. 在被检眼表面滴入 0.5% 丁卡因液 2 次，每次间隔 2~3 min。

6. 在被检眼下方球结囊内滴 1% 荧光素钠溶液，确定角膜表面染色。

7. 让被检者下颌置于下颌托上，前额紧贴头靠；调整下颌托，使被检眼外眦与裂隙灯协调一致。

8. 让被检者注视前方，眼睛尽量睁大。如果被检者不能很好地保持眼睛睁大状态，检查者可用左手示指轻拉上睑，拉在上眼眶上以免对眼球施加压力。

9. 将眼压计的测压螺旋转至 1 g 刻度，调节裂隙灯操作杆，缓慢将裂隙灯向前移动。用单一目镜观察，当探头刚接触角膜时其边缘会发光。

10. 用低倍目镜观察，可见两个黄绿色半圆环。左右、上下调节操作杆，使两个半圆环位于视野中央，并使其左右、上下对称，宽窄均匀。缓慢转动测压螺旋，直到两个半圆环的内边缘相接触，这时候的读数就是眼压值。

11. 立即后退裂隙灯，从测压螺旋读出所用压力的数值。

12. 反复测量 2~3 次，所得结果相差值不超过 0.5 mmHg，取其平均值。

13. 测量完毕，被检眼滴抗生素眼药水。将探测头卸下擦洗干净后放回。

【注意事项】

1. 结膜或角膜急性传染性或活动性炎症被检者禁忌测量。

2. 分开眼睑时不能加压眼球。

3. 测量时,探测头与角膜接触时间不宜过长,防止角膜上皮损伤。

【考评标准】

名称:眼压测量　　　时间:___min　　　得分:_____

工作步骤	工作内容	分值	评分细则	得分
工作准备	1. 着工作装,仪表端庄	5	不符合要求全扣	
	2. 准备器材	5	少一样扣1分	
工作过程	1. 洗手、消毒	5	未洗手扣2分,未消毒扣3分	
	2. 指压法检查	30	不熟练扣10分,交流差扣10分,态度差扣10分	
	3. 消毒探测头	3	未消毒全扣	
	4. 平外眦	3	未做全扣	
	5. 调整棱镜刻度	4	未做全扣	
	6. 表面麻醉	5	未做全扣	
	7. 荧光素钠染色	5	未做全扣	
	8. 调整测压螺旋	5	不会调整全扣	
	9. 观察半圆环	10	不会观察全扣	
	10. 读数	3	未做全扣	
	11. 记录	4	未做全扣	
	12. 滴眼药水	3	未做全扣	
工作结束	1. 器材归位	5	器材归位不全全扣	
	2. 解释结果	5	不会解释全扣	
总评		100		

实训项目十二　　角膜内皮显微镜的使用

【实训目的】

会进行角膜内皮显微镜检测。掌握角膜内皮显微镜的操作方法;熟悉监测各项指标的正常范围;了解角膜健康情况。培养学生的耐心和责任心。

【相关知识】

检查者进行角膜内皮显微镜检查结果分析之前,应当熟悉正常角膜内皮细胞,包括角膜内皮细胞形态、密度等。

正常角膜内皮细胞形态:正常的角膜内皮细胞为一单层扁平细胞,呈六边形,且它们大小均等、紧密镶嵌、排列整齐。这种六边形形态及其排列方式对维持角膜透明、相对脱水状态至关重要。正常角膜内皮细胞密度:角膜内皮细胞密度即每平方毫米面积上的内皮细胞数量(单位为个/mm²),其值随年龄增长而逐渐下降,1~10岁最高,20~50岁相对稳定,60岁以后明显下降。通常认为维持正常角膜内皮屏障功能所需最低临界密度为700个/mm²。

使用内皮细胞计数仪的禁忌证:无注视点、角膜水肿严重、角膜瘢痕及配合性差的被检者慎用。

目前临床上有两类角膜内皮显微镜:接触型和非接触型,都是由照明装置和显微检查光学系统两大部分组成。接触型角膜内皮显微镜(corneal specular microscope)简称角膜内皮镜,是利用镜面反射的原理观察角膜内皮细胞的状态。非接触型角膜内皮显微镜在分光显微物镜中照相与观察光路分开角度固定,通过非接触性显微镜来观察角膜内皮细胞的大小、形状、细胞密度和细胞的转变过程,从而了解角膜内皮细胞形态及数目改变。

【实训准备与计划学时】

1. 实训准备
(1)场地:常光实训室。
(2)器材:角膜内皮显微镜。
(3)检查者:工作衣,实训报告册,签字笔,实训指导书。
2. 计划学时:2学时。

【操作步骤和方法】

1. 检查电源及其他连接是否正确(仪器额定电压为110 V),打开升降台、仪器及打印机电源开关。

2. 检查者以鼠标左键点击"I. D. "输入被检者姓名、年龄等资料,点击"END"结束被检者信息录入。通常,快速检查时不需要输入被检者姓名等信息。

3. 确定拍摄部位(主要观察角膜中央部分的内皮细胞,可根据需要选择角膜中央、12点、6点、9点及3点钟方向),以鼠标左键点击"记录-RECORD"进入拍摄准备。

4. 被检者坐于仪器前,嘱其下颌及额头置于下颌托及额托的一侧,下颌托感受器自动判别左右眼并于屏幕显示。

5. 检查医师通过仪器屏幕观察被检者眼球位置,调整下颌托旋钮及被检者头部位置至被检者眼球位于屏幕正中。

6. 嘱被检者身心放松后尽量睁大眼睛注视眼前绿色注视灯,同时检查者按下鼠标左键摄取角膜内皮细胞图像。如果拍摄效果不好可重复多次拍摄,直至屏幕出现清晰的细胞图像。

7. 鼠标左键点击"分析-ANALYSIS",再以鼠标左键点击每个细胞中央部位录入细胞。如果出现点选细胞失误,则可点击鼠标右键取消前一次点选的细胞。录入区间细胞之间不能有间隔,数量为110～200个,之后点击"结束-END"进行分析。检查者需要等待约1 min。

8. 经仪器内存计算机软件分析后屏幕显示出统计数据结果,其中包括 AVE、MAX、MIN、NUM、CD、SD、CV 和 6A 等。

9. 按打印键打印角膜内皮细胞图像及分析结果或存入计算机。

10. 重复步骤3～9完成另一只眼角膜内皮图像拍摄。

11. 检查完成后关闭仪器开关,切断电源。

【注意事项】

1. 在校准拍摄期间,注意避免仪器接触被检者的眼睛、鼻子等部位,以免造成伤害。

2. 不要把手放在测试头下,测试头上下运动时可能会导致夹伤。

3. 如果被检者角膜状况比较差,仪器可能无法完成自动校对与拍摄,此时请尝试使用"手动拍摄"。

【考评标准】

名称:角膜内皮显微镜的使用　　　　时间:5 min　　　　得分:_____

工作步骤	工作内容	分值	评分细则	得分
工作准备	1. 着工作装,仪表端庄	5	不符合要求全扣	
	2. 打开总电源、电脑、打印机电源	5	少一样扣1分	
	3. 排除禁忌证	5	不符合要求全扣	
工作过程	1. 洗手、消毒	5	未洗手扣2分,未消毒扣3分	
	2. 平外眦	5	未做全扣	
	3. 输入被检者信息	5	不熟练全扣	
	4. 设置拍摄方式:自动	5	未做全扣	
	5. 设置闪光灯亮度:低亮	5	未做全扣	
	6. 移动主机拍摄右眼	5	未做全扣	
	7. 鼠标点击拍摄按钮,点亮固视灯	5	未做全扣	
	8. 嘱被检者注视固视灯	5	未做全扣	
	9. 校准拍摄,分析修改	10	不会调整全扣	
	10. 切换左眼,点击"switch",继续测量	20	不会调整全扣	
	11. 打开报告,打印报告,保存信息	5	未做扣5分	
工作结束	1. 器材归位	5	器材归位不全全扣	
	2. 解释结果	5	不会解释全扣	
总评		100		

实训项目十三　生物测量仪的使用

【实训目的】

会操作光学生物测量仪（IOL Master）。掌握光学生物测量仪（IOL Master）的检查方法及注意事项；了解光学生物测量仪在眼科中的应用。培养学生的耐心和责任心。

【相关知识】

【实训准备与计划学时】

1.实训准备

（1）场地：暗室。

（2）器材：光学生物测量仪（IOL Master）、酒精消毒液。

（3）检查者：着工作衣、戴好口罩及帽子、清洗双手。酒精擦拭生物测量仪与被检者接触的部分。

（4）被检者：将头部放至要求的仪器部位上，裸眼进行检查，如有屈光不正的被检者可配戴眼镜检查，但戴上角膜接触镜测量，会得出错误值。

2.计划学时：2学时。

【操作步骤和方法】

1.用75%的酒精对下颌托和额部靠垫进行消毒。

2.打开开关，待开机完成，根据提示使用模拟眼校准。

3.按照电脑提示逐渐输入被检者资料，建立被检者档案。

4.被检者坐于仪器前，下颌放在颜托上，额头靠于额部靠垫上。

5.嘱被检者注视仪器中心固定的光源或注视正前方，保持头部不动并且避免说话，保持双眼睁开并睁大，在每次检测前要快速充分眨眼，保证泪液均匀分布。

6.前后移动操作杆调整焦距，使屏幕上的图像清晰。

7.按屏幕界面提示，逐一将图像聚焦清晰并测量眼轴、角膜前表面曲率、前房深度、角膜直径。测量轴长时，根据被检者情况在轴长设置选项中选择正常眼无眼、硅油填充眼、无晶状体硅油填充眼，人工晶状体植入眼等选项。

8.按上述步骤分别检查右眼、左眼。

9.选择人工晶状体计算公式及人工晶状体参数计算结果。

10.打印图像。

【注意事项】

1.每日每只眼睛最多测量20次。如果被检者的屈光不正超过5 D，则戴上眼镜测量可以取得更好的结果。可以提高信噪比，这样还会减小标准偏差。如果戴上角膜接触镜测量会得出错误值。

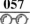

2.检测时嘱被检者固视固定目标,无论该目标是否可以看清楚。

3.检测时快速充分眨眼,使泪液均匀分布在角膜上,要求被检者眼睛尽量睁大以暴露整个角膜。

【考评标准】

名称:生物测量仪的使用　　　　时间:5 min　　　　得分:_____

工作步骤	工作内容	分值	评分细则	得分
工作准备	1.着工作装,仪表端庄	5	少一样扣1分	
	2.准备器材	5	不熟练全扣	
	3.被检者准备:头位、裸眼查、如屈光不正超过5 D可带镜查	5	交流差全扣	
工作过程	1.洗手、消毒	5	未洗手扣2分,未消毒扣3分	
	2.打开开关,待开机完成,根据提示,使用模拟眼校准	5	少做一项全扣	
	3.按电脑指示逐步输入被检者资料	5	未做全扣	
	4.平外眦	5	未做全扣	
	5.头不动	5	未做全扣	
	6.嘱不说话	5	未做全扣	
	7.调焦	10	不会调整扣5分	
	8.逐一测量	20	少做一项扣5分	
	9.选择人工晶体计算公式及人工晶体参数计算结果	10	少做一项扣5分	
	10.打印图像	5	未做全扣	
工作结束	1.器材归位	5	器材归位不全全扣	
	2.解释结果	5	不会解释全扣	
总评		100		

第三单元

屈光与验光技术

实训项目一 病史采集

【实训目的】

学会病史采集和记录的方法。熟悉病史采集的范围,常用的询问方法和记录要点。培养学生认真、细心的习惯,锻炼沟通能力和技巧,培养服务意识。

【相关知识】

1.病史采集的意义　通过病史采集,我们能够了解到被检者的基本信息、眼睛或视力存在的问题,这个问题正在好转还是在恶化或是维持不变,确定接下来需要进行哪些检查来进一步确认。

2.病史采集的内容　病史采集包括但不仅限于以下方面:基本信息沟通、主诉、既往(眼病)史、被检者眼部健康状况、用药史、过敏史、家族史(眼部及全身)、职业。

3.病史采集的主要目的　了解来访的原因;明确被检者的期望;获取相关背景资料;确定接下来需要采取的检查项目或检查流程;做出初步诊断。

4.病史采集的要点　工作中良好的沟通技巧有助于得到更准确的信息、节省时间、解决问题以及减少误差。

(1)验光师需要以专业、自信的态度问候被检者并自我介绍,建立信任。

(2)真诚地表示对被检者的关注。

(3)注意礼貌,尊重被检者。

(4)注意应先采取开放式提问,后采用封闭式问题确认。如"现在视力方面有什么问题?"而"现在能不能看清?"则是封闭问题。

【实训准备与计划学时】

1. 实训准备

（1）器材：工作台、模拟病史案例、病史采集登记表、签字笔。

（2）检查者：工作桌椅和台面收拾干净整齐，工作衣。

2. 计划学时：1 课时

【操作步骤和方法】

1. 与被检者大方对视并热情接待。请被检者舒适地入座，并坐在被检者对面。先使用开放式的提问（避免使用专业术语），倾听被检者的诉说。

2. 基本信息采集：需要采集的信息包括被检者姓名、地址、联系方式、年龄、职业、民族、种族、性别、兴趣爱好、生活习惯、教育程度。

3. 以开放式提问了解和完善主诉：有助于我们了解被检者主诉的细节问题。包括持续时间、缓解因素、频率、相关症状和体征、部位、偏向性、发病时间、疼痛、用药情况、恶化/加重因素、严重程度。

4. 了解药物过敏史：需明确记录的信息包括药品名称、用药目的、剂量、被检者依从性、副作用、质量持续时间。

5. 了解家族眼部疾病史：青光眼、低视力/盲，严重屈光不正（老视除外）。具有家族眼病史的被检者应该进行相关检查以排除患有该疾病的可能性。

6. 了解全身病史：心脏病、肾病、高血压、糖尿病等；家族中何人患病，持续时间，有无治疗等，处方时考虑的影响因素。

7. 了解职业及日常视觉需要：照明条件、视频终端的使用、字体大小、工作距离、安全性/危险因素。

8. 了解被检者期待解决的方向。如您希望手术还是戴镜，戴框架还是隐形，是否对金属过敏等。

9. 向被检者交代接下来的检查步骤及所需时长。

【注意事项】

1. 被检者基本信息采集在眼部检查中是必不可少的。弄清被检者的相关资料有助于提高检查者的工作效率。通信信息有助于进一步跟进和联系。此外结合眼科疾病或视觉障碍的发病倾向性，采集的一些关键信息对进一步诊断有着重要的提示价值。

2. 病史采集是整个验光中最难学的一个部分，通常需要验光师大量的工作经验。

3. 提问应有条理，并对被检者的回应表示关注。

【考评标准】

名称:病史采集　　　时间:5 min　　　　得分:_____

工作步骤	工作内容	分值	评分细则	得分
工作准备	1. 着工作装,仪表端庄	5	不符合要求全扣	
	2. 准备记录单据	5	少一样扣1分	
工作过程	1. 常规信息	5	沟通能力不流畅全扣	
	2. 主诉	10	了解内容不全,少1项扣2分	
	3. 症状的细节	10	不熟练扣10分,交流差扣10分	
	4. 职业以及视觉需求	10	态度差全扣	
	5. 既往眼病史	10	内容不全,扣5分,记录错全扣	
	6. 一般健康状况	10	超时,每分钟扣2分	
	7. 病史记录	20	记录错全扣	
工作结束	1. 用品归位	5	忘记归位全扣	
	2. 沟通反馈下一步安排	10	不会解释全扣	
总评		100		

实训项目二　验光前的准备与设备调试

【实训目的】

学会验光前做好准备工作。熟悉相关设备的开关和调试。培养学生工作前做好充分准备的工作习惯,培养学生全面考虑的意识。

【相关知识】

1. 验光的分类

(1)按照被检查者是否参与分类。①他觉式(客观)验光:不需要被检查者参与,用仪器直接检查眼屈光状态的方法为客观验光,客观验光是找视网膜外界共轭点的纯光学数据。常用的客观验光包括电脑验光、检影验光。②主觉(主观)验光:需要被检查者参与互动,根据被检者的主观感觉,更换适当的镜片,达到所能达到的最佳视力的验光方法为主观验光。

主观验光的特点:检查的过程就是矫正的过程;主观检查真正做到了眼脑结合检查。常用的主观验光包括综合验光仪验光、试镜架插试镜片验光。

(2)按照是否去除调节因素分为散瞳验光、小瞳验光。

(3)按远近用途分为两种。①远视力验光,包含裸眼远视力检查、屈光不正验光。

②近视力验光,主要为老视验光。

(4)按是否眼内戴镜分为裸眼验光、片上(戴镜)验光。

2. 认识验光设备及相关器材

(1)认识验光所需要的各类设备、设施及其开关方式、放置位置。

(2)重点认识综合验光仪:综合验光仪在转轮系统中装入了普通镜片箱内几乎所有的镜片,具有操作灵活、转换镜片快的特点。在临床操作上能提供比使用试镜片箱验光更有效、更快捷的镜片转换功能,特别适合于进行复杂的主观验光。主要用于主观视力检查(如远用和近用球镜度、柱镜度及其轴向)、双眼平衡以及融合、斜视、立体视等视功能检查。

3. 验光的总体项目及流程

(1)基本信息及病史采集

(2)预备(辅助)检查:视力检查、客观验光、瞳距检查、主导眼测试。

(3)主观验光:仪器调整(归零);客观度数置入;双眼雾视;右眼测试:右眼第一次最正球镜时的最佳矫正视力(MPMVA)、双色试验、杰克森交叉圆柱镜检查、右眼最佳视力测试;左眼测试:左眼第一次 MPMVA、双色试验、杰克森交叉圆柱镜检查、左眼最佳视力测试。双眼最佳视力测试;双眼第二次雾视;双眼平衡;双眼第二次 MPMVA。

(4)试戴。

(5)处方确定。

【实训准备与计划学时】

1. 实训准备

(1)器材:电脑验光仪、验光组合台、综合验光仪、视标投影仪(或视标显示器等)及其遥控、检影镜、试片箱、试镜架、升降座椅、其他相关设备设施、医用消毒酒精、消毒棉球、电源茶座、验光记录表。

(2)检查者:保持综合验光仪及操作台整洁,穿工作衣。

2. 计划学时:2 课时

【操作步骤和方法】

1. 检查验光设备、工具是否齐备,安装是否稳定良好。

2. 了解室内灯光开关位置及是否可调整明暗程度。

3. 检查仪器电源是否连接、开关是否打开。未打开电源的,应打开电源初步判断设备是否可用,显示是否正常,然后置于关闭或锁紧状态。

4. 检查相关资料、单据是否齐全。

5. 检查打印机、打印纸、热敏纸、额拖纸、颌拖纸等是否缺漏。

6. 保持验光室内整齐、干净卫生、安全,验光师衣着形象良好。

7. 将综合验光仪调整到初始状态

(1)调整验光盘的水平高度(水平泡调至红圈之中)。

(2)调整 PD 值至被检眼的瞳距测量值(或指定值)。

(3)调整集合掣处于打开状态(远视力验光)。

(4)调整内置辅镜至 0 或 0 状态。

（5）打开外置辅镜。

（6）调整主球镜至 0.00 D。

（7）调整内置柱镜度至 0.00 D。

（8）调至柱镜轴至 90°方向。

（9）关闭近用阅读灯（远视力验光）。

8.调整被检者的检测状态

（1）消毒与被检者接触的综合验光仪部位,并告知被检者（如可能过敏,可稍等待）。

（2）请被检者以舒适的姿势坐好,取下眼镜（原来戴有眼镜者）。

（3）请被检者挺胸坐直,并将双脚置于踏板上,然后略向后倾。

（4）移动综合验光盘至被检者眼前合适的高度,请被检者向前靠拢,前额与验光盘的额拖自然紧贴,两眼睁开,自然平视前方。

（5）根据被检者高度调整升降台或验光盘高度,保证被检眼要位于窥孔中央,并视标的高度基本一致（应和 1.0 视标等高）。

（6）固定验光盘旋钮。

（7）调整顶点距离（一般统一顶点距离为 12 mm）。

9.告知被检者接下来将进行的检查项目。

【注意事项】

1. 如被检者带有原框镜架,应先了解旧镜相关信息。

2. 如被检者配戴软性隐形眼镜,请被检者摘下隐形眼镜并休息 20 min 以上,并尽量睁开眼,多目视远方,以达到恢复角膜形态、泪膜分布和有利于放松调节的目的。

3. 如被检者配戴 RGP 镜,则不可当天验光,请被检者提前一周停戴后方可验光。如被检者配戴角膜塑形镜,应请被检者停戴 15 d 后验光,方可获得更准确的数据。

【考评标准】

名称:验光前的准备与设备调试　　　时间:3 min　　　得分:_____

工作步骤	工作内容	分值	评分细则	得分
工作准备	1. 着工作装,仪表端庄	5	不符合要求全扣	
	2. 准备器材	5	少一样扣 1 分	
工作过程	1. 检查验光设备、工具及环境、资料等	5	每缺 1 项扣 1 分,扣完为止	
	2. 调整验光盘的水平	5	操作错误全扣	
	3. 调整 PD 值	5	操作不准确全扣	
	4. 调整集合掣	5	操作错误全扣	
	5. 调整内置辅镜	5	操作错误全扣	
	6. 打开外置辅镜	5	操作错误全扣	
	7. 调整主球镜至	5	操作错误全扣	
	8. 调整内置柱镜度、轴	5	操作错误全扣	

续表

工作步骤	工作内容	分值	评分细则	得分
工作准备	9. 关闭近用阅读灯	5	忘记关灯全扣	
	10. 仪器消毒	5	忘记消毒全扣	
	11. 请被检者坐好	5	沟通不流畅扣5分	
	12. 调整、固定验光盘	5	忘记或操作错误全扣	
	13. 调整顶点距离	5	忘记或操作错误全扣	
	14. 告知接下来将进行的检查项目	10	交流差扣10分	
工作结束	1. 用品归位	5	归位不全扣一半，忘记归位全扣	
	2. 沟通反馈下一步安排	10	不会解释全扣	
总评		100		

实训项目三　客观验光（电脑验光、角膜曲率测量）

【实训目的】

会操作电脑验光仪。熟悉电脑验光的意义和价值,锻炼学生操作器械的能力。培养学生的科学探索精神。

【相关知识】

1. 电脑验光仪基本原理　大部分电脑验光仪的设计原理基于间接眼底镜,使用了两个物镜或聚焦镜和一个分光器。光源直接由瞳孔缘进入,检测光标可以沿着投影系统的轴向移动,位于前焦面的投影镜片,其像将在无穷远处,则在正视眼的视网膜上清晰聚焦;如果被检眼为屈光不正眼,检测光标前后移动,使得其像在视网膜上聚焦,大部分电脑验光仪就是通过改变进入眼睛的光线聚散度来使光标清晰地成像在视网膜上而自动计算眼的屈光度。

2. 电脑验光仪的特点　电脑验光仪具有测试速度快、操作简便易学的特点,可以提高工作效率,特别适合于普查使用。但是,它不能很好地消除调节对验光的干扰,尤其对青少年屈光不正被检者测得的数据与实际往往差距较大,故所测得的数据仅能作为验光参考而不能直接给予验光处方。现代的电脑验光仪设计通常有两个主要特点。

(1)调节控制:设计过程中,将测试光标"雾视化",在测量开始前,被检者先看到一个"雾视"光标,以此来放松调节,但无法完全去除近感知性调节。

(2)检测光线为红外光:目前使用的电脑验光仪的检测光线均采用波长为800～950 nm的红外光。原因为:①红外线被眼内组织吸收较可见光少,经眼底反射的光线较多。因此,检测光线经过眼内媒质后光线能量损失较少,尤其是对测量屈光媒质混浊的眼睛来说比较重要。②对被检眼来说,检测视标和检测光线不可见,较好地克服了测量视标引起的调节问题。

3. 电脑验光仪的结构　由于生产公司的不同,电脑验光仪的设计和结构也有所不同,检查者在使用电脑验光仪以前需要详细阅读使用说明书。共同结构如下。

(1)被检查者注视的光标。

(2)可调整颌托和头靠,使检查过程中被检者的头位固定。

(3)操纵杆可以前后、上、下、左右移动进行调焦和调整被检者眼睛的位置。

(4)监视器显示被检查眼的位置和测量结果。

(5)打印装置。

【实训准备与计划学时】

1. 实训准备

(1)器材:电脑验光仪、医用消毒酒精、电源插座、酒精棉球。

(2)检查者:保持电脑验光仪整洁,工作衣。

2. 计划学时:2 课时

【操作步骤和方法】

1. 准备步骤

(1)打开电源开关。

(2)初始化仪器参数,设置的参数包括柱镜的符号、顶点距离、角膜接触镜、监视器的显示参数、主观或客观模式、注视目标的选择、打印方式和显示器操作模式等。

(3)选择测量的项目,通常包括屈光度、角膜曲率。需要注意的是,不同厂商和不同型号的仪器功能可能不同。

(4)消毒颌托和头靠。

2. 检查步骤

(1)嘱被检者摘掉其眼镜或者角膜接触镜。

(2)请被检者以舒适的姿势坐好,下颌放在下颌托上,额头靠在额托上,自然紧贴。嘱被检者头部放正,不能倾斜、侧转或前倾后仰,两眼自然平视,调整椅子高度和仪器的高度,使双眼外眦角与支架上的高度标志线对齐。

(3)嘱被检者在测量过程中保持头位不动。

(4)松开锁定开关。

(5)通过仪器的监视器来观察右眼的位置,上下左右移动操纵杆,使角膜反光点光标位于瞳孔中心。

(6)指导被检者正视前方注视验光仪内的光标,并告知该图标位于其前方非常远的位置。

(7)使用操纵杆前后调焦,使图像清晰后,按操纵杆上面的按钮,测量屈光度或角膜曲率。

(8)重复测量 3 次以上(如果选择自动模式,对焦和定心完成后,仪器会自动测量 3 次)。

(9)重复步骤(5)~(7)测量左眼的屈光度或角膜曲率。

(10)按打印键,打印测量结果(或记录测量结果)。

(11)每次使用完,再次消毒颌托及额托。

【注意事项】

1. 如果测量的过程中,几次测量的结果相互偏差较大,需重复测量 5 次以上,取两次最接近的数值或可信度较高的数值作为最终的结果。

2. 如果上睑下垂或睫毛较长遮盖角膜,需助手协助上提上睑至合适的位置。

3. 电脑验光测量结果只能作为验光的初始数据,而不能作为最后的处方,最终需结合主觉验光和试戴。

【考评标准】

名称:电脑验光仪验光 时间:3 min 得分:_____

工作步骤	工作内容	分值	评分细则	得分
工作准备	1. 着工作装,仪表端庄	5	不符合要求全扣	
	2. 准备器材	5	少一样扣1分	
工作过程	1. 调整体位、仪器	10	不熟练全扣,不交流全扣	
	2. 消毒颌托和头靠	10	不熟练全扣,不交流全扣	
	3. 对焦并告知被检者配合方式	20	沟通差扣10分,未介绍全扣	
	4. 测量(3 次以上)	30	少一次扣10分	
	5. 打印结果	10	不熟练扣5分,忘记全扣	
工作结束	1. 关闭器材	5	不关器材全扣	
	2. 消毒	5	遗漏全扣	
总评		100		

实训项目四 雾视法与红绿试验

【实训目的】

学会用雾视法控制不自主性调节。掌握调节在眼屈光中的作用及机制。培养学生的耐心和责任心。

【相关知识】

1. **雾视法** 用正透镜加在眼前形成"人工近视",再逐步减少正透镜的度数,从而控制不自主性调节的产生,适用于年轻的远视被检者或调节性近视被检者。

(1)在主观验光过程中,最大的难点是必须在验光过程中保持调节状态的放松,调节的波动可能会导致验光结果的误判。

(2)主观验光的目的:确定被检者实现最佳视力所需的最小负镜度(或最大正镜度)。

2.双色试验 通过单眼(或双眼)对红绿双色视标中视标清晰程度的对比,加减矫正镜片,从而判定将最小弥散圆移至视网膜上的最大正镜(或最小负镜)的度数。从某种意义上说,这个检查可以被视为对最佳球镜验光(雾视法)结果的复核。

(1)双色试验的原理:该测试利用了不同波长的光线在眼中的折射角度差异原理。

人眼并不能将各个波长的光线都汇聚到视网膜的同一个焦点上。眼睛存在着轴向和横向色散像差。轴向色散像差决定了人眼的球性屈光不正。当黄光聚焦于视网膜上的时候,红光和绿光将几乎等距离聚焦在视网膜前后两侧的位置。如果白光(在此等同于黄光)聚焦于低度近视眼的视网膜前,由于红光的焦点更靠近视网膜,那么被检者看到的红色背景中的视标应该更清晰。以此类推,如果白光聚焦于远视眼的视网膜后,由于绿光的焦点更靠近视网膜,那么看到的绿色背景中的视标应更清晰。

(2)双色试验的应用特点:①对于高龄的被检者,由于晶状体明显黄化,导致其对蓝绿波段光线的吸收和发散更为明显,这些人会表现出选择红色的倾向。②对于存在红绿色觉缺陷的被检者,验光师必须明确地让其比较视标相对于其背景的"更黑"的程度,依旧能够得到准确的平衡结果。③检查室的照明环境也会影响双色试验的辨识程度,一般使用偏暗的环境进行双色试验的检测。

【实训准备与计划学时】

1.实训准备

(1)器材:综合验光仪、远视力表、试片箱、眼罩、试镜架、验光组合台、医用消毒酒精、消毒棉球、电源插座、验光记录表、远视力表、试片箱、眼罩、试镜架、验光组合台。

(2)检查者:保持综合验光仪及工作台整洁,工作衣。

2.计划学时:2课时

【操作步骤和方法】

1.将双眼客观验光(电脑验光)结果按球镜度、柱镜轴位、柱镜度,先右后左的顺序置入验光盘。

2.出示远视标,查看此时双眼的视力。

3.右眼雾视

(1)关闭(遮盖)左眼,检查右眼的视力,据此估计后续的雾视量。

(2)右眼前逐步增加+0.25 D球镜,并询问视力值是否下降,逐量增加+1.00 DS(即减-1.00 DS)。

(3)确认右眼视力大约下降三至四行(处于0.3~0.5)。

4.右眼去雾视 逐步增加-0.25 DS,原则是看不清更小的视标才能加下一个-0.25 DS,直至被检者报告视力没有提高,而后回退-0.25 DS,此时验光盘上的度数即为最佳视力球镜。

5. 双色试验

（1）出示双色视标。

（2）嘱被检者比较红色背景与绿色背景中的视标清晰度:请您比较红色与绿色背景里面的数字(图案/字母)是不是一样清晰。如果有区别,请您告诉我哪边看上去更黑、更清晰、更锐利。请您在比较时不要在意背景的颜色和亮度。

（3）调整球镜度数:①如果红色里面视标更清晰,则加负球镜直至两面一样清晰。②如果绿色里面视标更清晰,则减负球镜直至两面一样清晰。③如果不能达到红绿等清晰,取绿色视标稍清。

6. 左眼"O"位,右眼"OC"位,按 3~5 步同法进行左眼的验光。

【注意事项】

1. 如果没有经过客观验光,亦可采用平光、旧镜度数或估算值作为雾视法的起点。

2. 通常雾视后视力下降三四行。如在 0.5 以下,说明雾视完成;如视力下降较少(在 0.5 以上),继续加正镜至视力只有 0.5。雾视后,远视力应保持在 0.2 以上,否则通过雾视法减少调节干预的意义不大。

3. 双色试验时,通常加减的球镜不会超过 1~2 次。如果超过了,说明验光师之前的检查出现了较大差异,或者说明被检者存在对双色视标判断不准的现象。

【考评标准】

名称:雾视法　　　　时间:6 min　　　　得分:_____

工作步骤	工作内容	分值	评分细则	得分
工作准备	1. 着工作装,仪表端庄	5	不符合要求全扣	
	2. 准备器材	5	少一样扣 1 分	
工作过程	1. 置入客观验光结果,查矫正视力	10	不熟练扣 5 分	
	2. 雾视右眼	10	不熟练扣 5 分,选错视标扣 10 分,未达到雾视水平全扣	
	3. 右眼去雾视	40	不熟练扣 5 分,不准确扣 10 分,未遵循去雾视原则酌情扣分	
工作结束	器材归位	10	器材归位不全扣	
总评		100	不会分析结果本项目不合格	

名称:双色试验　　时间:2 min　　得分:_____

工作步骤	工作内容	分值	评分细则	得分
工作准备	1. 着工作装,仪表端庄	5	不符合要求全扣	
	2. 准备器材	5	少一样扣1分	
工作过程	1. 选择视标,交流	20	不熟练扣5分,交流不畅扣5分	
	2. 询问	20	不熟练扣5分,交流不畅扣5分	
	3. 加减镜片	30	不熟练扣5分,交流不畅扣5分 用错镜片全扣	
	4. 询问	15	不熟练扣5分,交流不畅扣5分	
工作结束	器材归位	5	器材归位不全扣	
总评		100		

实训项目五　散光表法和 JCC 散光预判

【实训目的】

学会使用散光表和 JCC 镜片进行散光预估。掌握散光表的成像特点;熟悉 JCC 镜片预估散光的区域划分原理。培养学生认真、细心的工作习惯,锻炼学生检查与分析相结合的能力。

【相关知识】

1. 散光表的原理　被检者处于近视未完全矫正时,散光的弱主经线方向的光线会聚较弱,更加靠近视网膜,因此看起来更清晰。这个更清晰的线条与强主经线方向会聚的光线呈垂直关系。

2. 使用 JCC 进行散光的预判　是通过交叉圆柱镜的设计特点,将整个圆分为 8 个象限,并且两次清晰面的红点交叉位于 8 个象限中的一个范围之内,从而缩小预估散光的排查范围。

【实训准备与计划学时】

1. 实训准备

(1)器材:验光组合台、综合验光仪、视标投影仪(或视标显示器等)及其遥控、远视力表、医用消毒酒精、消毒棉球、验光记录表。

(2)检查者:保持综合验光仪及工作台整洁,工作衣。

2. 计划学时:2 课时。

【操作步骤和方法】

1. 用散光表测试被检眼的规则性散光度及其轴位。

（1）此检查为单眼去雾视前检查,先闭合(或遮盖)左眼,进行右眼检查。

（2）撤去原有客观验光的散光度。

（3）出示散光表视标。

（4）嘱被检眼注视并辨认远处散光表:现在在您前方的是形如钟表状的放射线视标,是用来粗略测试您散光的轴向和度数的,请您比较一下这些线条是否一样清晰或一样黑,还是不一样呢? 若深、浅、浓、淡不一样,请问在几点钟方向的线条较黑较明显? ①如答均匀,无深浅浓淡之分,则判断被检眼无散光;②如答不均匀,有深有浅,则判断被检眼有散光。

（5）加置散光试镜片:①用被检者回答更黑更清晰线条的指向数字乘以30,即为其大概之散光轴。②将验光盘上的散光轴调至以上计算所得方向,并预加-0.50 D的散光。

（6）再次询问,判断结果:散光表上的放射线还有深浅浓淡吗? ①若答较为均匀,无明显差别,则可判断此时被检眼的散光屈光不正已被纠正。②若答原有更黑更清晰,线条的指向不变,则可判断此时所加散光度不足,需逐步增加-0.25 D散光镜片,至较为均匀,无明显差别为止。③若答原有更黑更清晰线条的指向改变为与原方向相垂直的方向,则可判断此前所加散光度过多,需逐步减少至较为均匀为止。

2. 使用JCC进行散光预判。

（1）此检查为单眼去雾视后检查,先关闭(或遮盖)左眼,进行右眼检查。

（2）出示蜂窝状视标或被检者最佳视力上一行视标。

（3）方法一:①撤去原有客观验光的散光度,内置散光屈光度为0 D。②将交叉柱镜置于被检者右眼前,将交叉柱镜的负轴置于90°或180°的位置,此时可以将散光轴定位于四个象限之内。③将交叉柱镜进行翻转检查,询问被检者哪面更清晰、更锐利,并记下清晰的一面负轴(红点)所在的位置。④然后将交叉柱镜负轴置于45°或135°的位置,再次翻转交叉柱镜,询问被检者哪面更清晰,再次记下清晰的一面负轴(红点)所在的位置。⑤选择两次清晰面(红点)之中作为被检者负散光轴的大致区域,将负柱镜增加-0.25 D,将交叉逐渐旋转至手轮(A点)对准轴位方向,进行散光精确检查。

（4）方法二:①撤去原有客观验光的散光度,内置散光屈光度调为-0.25,轴向调为180°。②将交叉柱镜置于被检者右眼前,将交叉柱镜的手轮(A点)置于45°位置。③将交叉柱镜进行翻转检查,询问被检者哪面更清晰、更锐利,判断清晰一面对应P点的颜色。若为红色,则被检者散光轴位大致位于180°,可将负柱镜增加-0.25 D,将交叉逐渐旋转至手轮(A点)对准180°方向,在此方向上进行散光精确检查;若为白色,则旋转内置散光轴位分别到45°、90°、135°方向,进行检查,每个位置的判断方法同上;若两面接近,则预估该轴位有大约接近-0.25 D的轻度散光。

【注意事项】

1. 散光表检查由于受主观感受与表达的不同,只能用于粗略测量。

2. 使用JCC进行散光预估,通常适用于无客观验光或散光表不能有效评估的低度散光。

【考评标准】

名称:散光表验光　　　时间:5 min　　　得分:_____

工作步骤	工作内容	分值	评分细则	得分
工作准备	1.着工作装,仪表端庄	5	不符合要求全扣	
	2.准备器材	5	少一样扣1分	
工作过程	1.部分矫正视力	5	不熟练扣3分,交流不畅扣3分	
	2.指导看散光表	15	不熟练扣5分,不会全扣	
	3.定轴位	15	不熟练扣5分,不会全扣	
	4.定度数	15	不熟练扣5分,不会全扣	
	5.双色试验	10	不熟练扣5分,遗漏全扣	
	6.另眼检测	25	不熟练扣5分,不会全扣	
工作结束	器材归位	5	器材归位不全全扣	
总评		100		

名称:JCC 散光预估　　　时间:5 min　　　得分:_____

工作步骤	工作内容	分值	评分细则	得分
工作准备	1.着工作装,仪表端庄	5	不符合要求全扣	
	2.准备记录单据	5	少一样扣1分	
工作过程	1.关闭(或遮盖)左眼	5	沟通能力不流畅扣5分	
	2.出示预判视标	10	了解内容不全,少1项扣2分	
	3.放置 JCC 镜片	10	不熟练扣5分,交流差扣5分	
	4.翻转检查,询问	10	态度差扣5分	
	5.调换预判方向	15	不熟练扣5分	
	6.确认预判结果	15	记录错误全扣	
	7.撤去 JCC 镜片或调整至精确测量位置	10	超时,每超1 min 扣2分;忘记调整全扣	
工作结束	1.用品归位	5	忘记归位全扣	
	2.沟通反馈下一步安排	10	不会解释全扣	
总评		100		

实训项目六　JCC 精确散光轴向和焦度

【实训目的】

学会使用 JCC(杰克森交叉圆柱镜)镜片进行散光的精确检查。掌握较差圆柱镜的光度分布特点;熟悉最小弥散圆的位置与控制调节的关系。培养学生细心的习惯,锻炼检查的熟练度与沟通表达能力。

【相关知识】

1. JCC 交叉圆柱镜的成像原理。

2. "追红点"和"进十退五"的原理。

3. "红加白减"的原理。

4. 等效球柱镜的加减规则及最小弥散圆与视网膜对应位置的关系。

5. 理论上单眼完成 JCC 精确测量后,已经达到最佳视力的最大正球镜,如果出现较大差异,则说明此前检查过程中有失误的地方。

【实训准备与计划学时】

1. 实训准备

(1)器材:验光组合台、综合验光仪、视标投影仪(或视标显示器等)及其遥控、远视力表、医用消毒酒精、消毒棉球、验光记录表。

(2)检查者:保持综合验光仪及工作台整洁,穿工作衣。

2. 计划学时:4 课时。

【操作步骤和方法】

本操作在单眼雾视、去雾视和双色试验后进行。

1. 交叉柱镜精调散光轴位

(1)将 JCC 调至被检眼前视窗处。

(2)将交叉柱镜翻转手轮(A)转至与散光轴位一致。

(3)出示被检眼最佳视力上一行的视标或散光视标(即蜂窝状视力表)。

(4)翻转交叉柱镜两面,每面约停 2 s,让被检者比较两面是否等清晰。

现在在您面前的是形如蜂窝状的点群状视标,是用来精密测量您散光的轴向和度数的。现在我在您眼前加一面小镜子,我会翻转镜片两面,请您比较一下哪一面的小黑点更黑、更清晰,还是差不多。翻转时请不要在意图形大小和形状的变化,您只要告诉我哪一面较黑就好了。

1)如果两面一样清晰,则轴位已经确定,可继续进行下一步,精确测量散光度数。

2)如不是一样清晰,即进行"追红点":①将柱镜轴转向较清晰面的负柱镜(红点)方向转动 5°～10°(简易概括为"追红"即追着红点转)。②追完一次红点之后,再次翻转镜片,再次询问被检者两面的清晰度对比。如果清晰面的的红点方向不变,则追红点方向不变,直至两面清晰度相等(或接近,不易辨识)为止。③如果清晰面的红点方向改变,则追红点的轴位调动幅度减少一半(一般为"进十退五")。

2.交叉柱镜精调散光度数

(1)将交叉柱镜顺时针旋转45°,将P点与散光轴位一致。

(2)翻转交叉柱镜两面,每面约停2 s,让被检者比较两面是否等清晰。①如果两面同样清晰,说明柱镜度数正确,完成此项检查。②若清晰面的红点对准P点,加-0.25 DC。③若清晰面的白点对准P点,减-0.25 DC。

(3)在JCC度数调整过程中,应始终保持最小弥散圆在视网膜上,即:①每连续加柱镜-0.50 D须减球镜-0.25 D。②每连续减柱镜-0.50 D须加球镜-0.25 D。

(4)重复(2)动作,直至两面等清晰或两面非常接近。

3.单眼最佳视力确认

(1)撤去交叉圆柱镜。

(2)再次确认右眼最佳视力球镜,方法同右眼第一次MPMVA。

【注意事项】

1.在让被检者比较前,务必先翻转JCC镜片两面,使之感受翻转的现象和节奏。

2.交叉柱镜务必卡好,翻转镜片动作熟练,不应中途停滞,观察时间不应过长或过短。

3.要注意可能因为出汗、镜片上起雾而影响清晰度辨识。

【考评标准】

名称:交叉柱镜精调散光轴位　　　　时间:10 min　　　　得分:_____

工作步骤	工作内容	分值	评分细则	得分
工作准备	1.着工作装,仪表端庄	5	不符合要求全扣	
	2.准备器材	5	少一样扣1分	
工作过程	1.出示正确的视标	10	不熟练扣3分,出示错误全扣	
	2.放交叉柱镜正确	15	不熟练扣5分,放错整个项目不得分	
	3.调轴位	30	不熟练扣5分,不会全扣	
	4.调度数	30	不熟练扣5分,不会全扣	
工作结束	器材归位	5	器材归位不全全扣	
总评		100		

实训项目七　双眼平衡检测

【实训目的】

学会使用棱镜分离法进行双眼平衡检测。掌握双眼平衡的目的和依据,棱镜分离后眼别与物象对应关系。培养学生细心工作的习惯,锻炼学生的熟练度与沟通表达能力。

【相关知识】

1. 此项检查在分别完成右眼、左眼的最佳视力确认的基础上进行。

2. 双眼平衡的目的是使在看物体时,双眼所使用的调节张力尽可能的一致或接近,从而减少视力疲劳。

3. 双眼平衡常用的几种方法:遮盖法、偏振法、棱镜分离法、红绿分光法(双眼视力相差较大时使用)。

【实训准备与计划学时】

1. 实训准备

(1)器材:验光组合台、综合验光仪、视标投影仪(或视标显示器等)及其遥控、远视力表、医用消毒酒精、消毒棉球、验光记录表。

(2)检查者:保持综合验光仪及工作台整洁,穿工作衣。

2. 计划学时:2 课时。

【操作步骤和方法】

1. 双眼雾视

(1)打开双眼窥孔。

(2)出示单眼最佳视力球镜时所看的视标,请被检者确认此时双眼最佳视力。①一般优于单眼最佳视力,需辨认更小的视标,以记录此时双眼最佳视力。②如果双眼最佳视力低于单眼最佳视力,可能存在双眼视功能异常,需要进行视功能检查。或者是出现了镜片上雾的现象,需擦拭镜片。

(3)双眼前同时加+0.75 DS(或减−0.75 DS),并确保雾视后的视力低于双眼最佳矫正视力两行以上,使视力水平处于0.6~0.8。

2. 双眼平衡视力检查(棱镜分离法)

(1)出示雾视后视力上一行视标(或蜂窝状视标)。

(2)右眼加外置辅镜$3^{\triangle}$BD,所见为上一排视标。

(3)左眼加外置辅镜$3^{\triangle}$BU,所见为下一排视标。

(4)嘱被检者比较上下两行视标清晰度,询问上面和下面两排视标是不是一样清晰。

A. 若上下两行视标等清晰,直接进入下一步。

B. 若上行视标清晰,则在右眼前加+0.25 DS,直至上下两行等清晰。

C. 若下行视标清晰,则在左眼前加+0.25 DS,直至上下两行等清晰。

D. 若不能双眼等清晰,则退回至主导眼略清晰时停止。

(5)撤去双眼分离的棱镜。

3. 确认双眼最佳视力度数

(1)双眼同时以−0.25 DS/s的速度逐步递增负球镜至最佳视力所需的度数。

(2)所递增的负球镜不得超过雾视度数。

4. 详细记录最终的屈光度和视力值。

【注意事项】

1. 本操作的前提是左右眼的矫正视力大致相当。

2. 检查前使用眼药水可能会影响检测结果。

【考评标准】

项目名称:双眼平衡检测　　时间:5 min　　得分:_____

工作步骤	工作内容	分值	评分细则	得分
工作准备	1. 着工作装,仪表端庄	5	不符合要求全扣	
	2. 准备器材	5	少一样扣1分	
工作过程	1. 双眼雾视	5	雾视不准确全扣	
	2. 出示双眼平衡视标	5	视标不正确全扣	
	3. 加分离棱镜	10	操作不熟练扣5分	
	4. 比较清晰度	10	沟通能力不流畅扣5分	
	5. 加减镜片	10	操作不熟练扣5分	
	6. 撤去双眼分离的棱镜	10	忘记撤去全扣	
	7. 去雾视	10	沟通不畅扣5分,不熟练扣5分,操作错误全扣	
	8. 确认双眼最佳视力度数	10	记录错误全扣	
	9. 记录数值	5	超时,每超1 min扣2分	
工作结束	1. 用品归位	5	忘记归位扣一半	
	2. 沟通反馈下一步安排	10	不会解释全扣	
总评		100		

实训项目八 裂隙片的使用

【实训目的】

学会使用裂隙片进行验光。掌握裂隙片验光的原理。培养学生在资源匮乏条件下的工作能力;锻炼学生的条理性和自信心;减少学生对设备的依赖性。

【相关知识】

1. 裂隙片:中央有一缝隙的黑色镜片。

2. 散光的强主经线与弱主经线的位置关系。

3. 裂隙片验光时,裂隙方位与屈光度的关系。

【实训准备与计划学时】

1. 实训准备

(1)器材:远视力表、试镜架、试片箱、裂隙片、眼罩或遮盖片、医用消毒酒精、消毒棉球、验光记录表。

(2)检查者:保持工作台整洁,着工作衣。

2. 计划学时:1 课时。

【操作步骤和方法】

1. 挡左眼,检查右眼裸眼视力。

2. 雾视

(1)若视力在 0.2 以上,递加+0.25 DS,使视力降至 0.2。

(2)若视力在 0.1 以下,近视力好者,递加-0.25 DS,使视力升至 0.2;近视力差者建议做客观检查。

3. 递减+0.25 DS,使视力升至 0.5~0.6。

4. 眼前插裂隙片,缝隙方向任意放置,让被检眼通过缝隙注视远视力表。

5. 慢慢旋转裂隙片,边转边问被检者视力是否有变化。

(1)回答有变化,说明有散光。

(2)回答无变化,说明无散光。

6. 查散光轴:有散光时,继续旋转裂隙片,转到被检眼看视力表最清晰的位置为止。记下缝隙的方向(比如为 75°),此方向为负散光轴。

7. 确定后焦线是否在视网膜前或上。不撤掉裂隙片,眼前加正球镜,问被检者视力有无变化。

(1)视力变模糊,撤去所加正球镜。

(2)视力不变,继续加正球镜,直到变化前的度数。

8. 查球镜度数:改加负球镜度数,根据视力变化情况,逐渐增加度数至所能达到的最好视力为止,记下该度数 S(比如-0.50)。

9. 查柱镜度数

(1)方法一:撤掉裂隙片,按前面的散光轴递加负柱镜,直至所能达到的最好视力为止,记下该度数 C(比如为-1.00)。

(2)方法二:不撤裂隙片,转动裂隙至最模糊165°方向上,撤出此前加置的负球面镜片。先加置正球镜试片,后改置负球镜试镜片,并逐渐加深镜度,使视力逐渐提高至最好为止。分别得出强主经线和弱主经线的屈光度,通过计算得到球镜度和散光度。

10. 双色试验。

11. 检测左眼。

12. 双眼平衡。

13. 记录最终度数。

【注意事项】无

【考评标准】

名称:裂隙片验光　　　　时间:5 min　　　　得分:_____

工作步骤	工作内容	分值	评分细则	得分
工作准备	1. 着工作装,仪表端庄	5	不符合要求全扣	
	2. 准备器材	5	少一样扣1分	
工作过程	1. 部分矫正视力	5	不熟练扣3分,交流不畅扣3分	
	2. 放裂隙片	15	不熟练扣5分,不会操作全扣	
	3. 定轴位	15	不熟练扣5分,不会操作全扣	
	4. 定度数	15	不熟练扣5分,不会操作全扣	
	5. 双色试验	10	不熟练扣5分,遗漏全扣	
	6. 另眼检测	10	不熟练扣5分,不会操作全扣	
	7. 双眼平衡	5	不熟练扣2分,遗漏全扣	
	8. 处方	10	错一项全扣	
工作结束	器材归位	5	器材归位不全全扣	
总评		100		

实训项目九　试镜架技术

【实训目的】

学会合理使用试镜架。了解试镜架的参数对矫正效果的影响。培养学生细心的习惯;培养学生的风险预判能力和沟通表达能力。

【相关知识】

1. 试镜架的插片特点。

2. 镜眼距与有效镜度的关系。

【实训准备与计划学时】

1. 实训准备

(1)器材:远视力表、试镜架、试片箱、医用消毒酒精、消毒棉球、验光记录表。

(2)检查者:保持工作台整洁,穿工作衣。

2. 计划学时:1课时。

【操作步骤和方法】

1. 观察旧镜度数及新旧程度。

2. 再次确认被检者的远用视力需求。

3. 预判配戴试镜架的舒适性。

4. 试镜架选择和插片。

(1)根据验光结果选择瞳距合适的试镜架。

(2)选择双眼最佳视力确认后的屈光度镜片,并擦洗干净。

(3)将高度的球镜片插入试镜架内侧。

(4)将少量的柱镜片插入试镜架外侧。

5. 根据被检者的头型调整耳钩长度。

6. 让被检者戴上试镜架观察有无头晕、视物变形等症状(试戴30 min)。

7. 根据被检者的反应给予适当的调整,开具最后的配镜处方。配镜处方:球镜度数;柱镜度数和轴向;矫正视力;单双眼瞳距;如有近附加,还应包括近附加的度数和近瞳距等。

8. 判断是否存在其他问题或需要进行更多检查:判断适应程度;判断初级视功能;近用因素。

【注意事项】

1. 试戴是获得验光结果后最重要的环节,试戴前务必确保各项检查数据的准确性。

2. 试戴前对可能的试戴感受预判和沟通,会影响被检者试戴后的感受。

3.试戴后,为了舒适度和适应性可能调整配镜处方,但需要分别将最佳视力镜度和最终处方度分别详细地记录下来。

【实训项目考评标准】

名称:试镜架技术　　　　时间:5 min　　　　得分:_____

工作步骤	工作内容	分值	评分细则	得分
工作准备	1.着工作装,仪表端庄	5	不符合要求全扣	
	2.准备器材	5	少一样扣1分	
工作过程	1.观察旧镜	5	沟通能力不流畅全扣	
	2.确认远用视力需求	10	了解内容不全,少1项扣2分	
	3.试镜架选择和插片	10	不熟练扣5分,交流差全扣	
	4.调整耳钩长度	10	不熟练扣5分,忘记全扣	
	5.介绍沟通	10	态度差扣10分	
	6.调整试戴参数	10	操作错误全扣	
	7.确定试戴结果和记录	20	每1 min扣2分,结果不准确全扣	
工作结束	1.用品归位	5	忘记归位扣一半	
	2.沟通反馈下一步安排	10	不会解释全扣	
总评		100		

实训项目十　影动特征

【实训目的】

会校准模型眼。掌握检影镜的结构及使用方法,影动特征及不同影动的意义。培养学生一丝不苟的态度。

【相关知识】

1.**检影法**　是用检影镜将一束光投射到被检者的视网膜,再反射回来被验光师观察到。验光师根据反射光的不同影动,在标准镜片箱中取出相应镜片来中和影动,直到找到中和点。

中和点是把被检眼的远点放在检查者的入瞳点上,此时所用镜片度数称为粗检影度数。实际上在矫正屈光不正时,我们必须让被检眼的眼底与无穷远共轭,操作时可以在被检眼前加工作距离镜(具体大小为检影距离的倒数,如检影距离为0.5 m,工作距离镜为+2.00 DS),此时检出的结果为纯检影度数。一般情况下,检影结果只需要记录纯检影度数。如果检影时没有放工作距离镜,则记录时需要减去+2.00 DS 作为检影的最终结果。

2.检影镜的使用方法 验光师右手持检影镜,用右眼检查被检者右眼;左手持检影镜,左眼观察被检者的左眼。具体检影要求:单手持镜,拇指置于套管上;检影镜顶端橡胶帽檐紧靠眉弓或镜架;转动光带 360°;双眼睁开屈光矫正的状态下在窥孔中观察影动特征。

本项目为检影验光的第一个练习项目,需要学会检影镜的使用方法、工作距离的控制和中和点的判断、光学模型眼的校正。

【实训准备与计划学时】

1.实训准备

(1)场地:低照度实训室。

(2)器材:实验台、凳子、带状光检影镜、模型眼、软尺、镜片箱。

(3)检查者:工作衣,实训报告册,签字笔,实训指导书。

2.计划学时:2 学时。

【操作步骤和方法】

1.检查检影镜,打开电源开关。

2.将模型眼放置在距离检查者眼睛 66 cm(或 50 cm)处,确保模型眼和检查者视线同轴。

3.检查者双眼睁开,右手持镜,右眼观察;左手持镜,左眼观察。练习并掌握单手持检影镜。

4.模型眼活动镜筒放置在最短,观察到顺动;镜筒放置在最长,观察到逆动。

5.模型眼置于 0.00 DS,加+1.50 DS 工作距离镜。观察影动,如顺动,拉长套筒;如逆动,缩短套筒,调整至中和。记录误差值 A。

6.去掉工作距离镜,将模型眼置于-1.50 DS,观察影动,调整套筒至中和,记录误差值 B。比较 A、B 是否相同。如果相同,记住此误差值,在后续练习中根据此误差值设置模拟度数进行检影练习。如果不同,表明该模型眼存在质量问题,需要更换。

【注意事项】

1.检影时要注意检查眼、检影光带和模型眼的同轴。

2.检影距离可选 0.5 m 或 0.66 m,但一旦确定下来最好不要随意更换。

3.顺动的影动更容易判断,找中和点时尽量从顺动到中和。

【考评标准】

名称:影动特征　　　时间:5 min　　　得分:_____

工作步骤	工作内容	分值	评分细则	得分
工作准备	1. 着工作装,仪表端庄	5	不符合要求全扣	
	2. 准备器材	5	检影镜插上电源,打开开关确认能正常使用;镜片箱打开,确认无缺片。少1项扣2.5分	
工作过程	1. 确认检查距离66 cm,并确保模型眼和检查者视线同轴	10	没有确认距离或确认不准扣5分,模型眼和检查者视线不同轴扣5分	
	2. 检影镜使用方法正确:单手持镜,拇指置于套管上;检影镜顶端橡胶帽檐紧靠眉弓或镜架;转动光带360°;在窥孔中观察影动特征(双眼都要睁开)	20	检影镜使用方法的四个要点,每少1个要点扣5分	
	3. 通过改变套筒长度观察顺动和逆动	20	顺动和逆动少1项扣10分	
	4. 两步法确认模型眼的误差值	30	每少1步扣15分	
工作结束	器材归位	10	器材归位不全全扣	
总评		100		

实训项目十一　正镜中和

【实训目的】

会用正球镜来中和顺动。掌握影动特征,顺动的加镜原则。培养学生一丝不苟的精神。

【相关知识】

影动四方向:顺逆、速度、亮度、宽度。

1. 方向　检影时,首先辨识影动的顺逆。中低度屈光不正,顺动、逆动易辨识。高度屈光不正,顺动、逆动就不易辨认。带状光检影镜,须将套筒下降至出射光线为会聚光线,这时观察高度近视为逆动,高度远视为顺动,很易区分。顺动用正球镜中和,逆动用负球镜中和。

2.**速度**　检影镜下,影动的速度与屈光不正程度有关。影动速度快,屈光不正程度低;反之,影动速度慢,屈光不正程度高。

3.**亮度**　检影时,映光的亮度是估计中和镜片的重要依据。映光的亮度越亮,越接近中和点;越暗,越远离中和点。

4.**宽度**　检影离中和点较远时光带较窄;接近中和点时,光带的宽度较宽;中和时最宽(满圆)。但是需要注意假中和的情况,就是被检眼屈光度较高的时候,光带看起来像是满圆,实际上是一种假象。此时光带通常非常昏暗,需要注意分辨。

本项目练习最好是在模型眼本身度数与工作距离镜恰好抵消的情况下进行,练习时能通过模拟的镜片预知光带为顺动,继而检影到中和,判断检影准确性也比较方便。

【**实训准备与计划学时**】

1.实训准备

(1)场地:低照度实训室。

(2)器材:实验台、凳子、带状光检影镜、模型眼、软尺、镜片箱。

(3)检查者:工作衣,实训报告册,签字笔,实训指导书。

2.计划学时:2学时。

【**操作步骤和方法**】

1.将模型眼放置在距离检查者眼睛66 cm(或50 cm)处,确保模型眼与检查者视线同轴。

2.根据上个实训项目获得的模型眼的误差值,将模型眼套筒设置在实际为-1.50 D的位置(如误差为-0.25 D,则将套筒设置为-1.75 D)。若检影距离为50 cm,则将模型眼套筒设置在实际为-2.00 S的位置。

3.在模型眼的镜片槽上放置一未知负镜片。检查者双眼睁开。打开检影镜,观察影动,应为顺动,逐渐加正球镜至中和。取出未知负镜片,和已加正镜进行比较。如两者之和为零,说明检影准确。如不为零,则两者之和不能超过±0.25 D,否则视为不准确。

4.反复练习,直至每次检影时模拟的负镜与所加正镜之和均为零。

【**考评标准**】

名称:正镜中和　　　时间:3 min　　　得分:_____

工作步骤	工作内容	分值	评分细则	得分
工作准备	1.着工作装,仪表端庄	5	不符合要求全扣	
	2.准备器材	5	检影镜插上电源,打开开关确认能正常使用;镜片箱打开,确认无缺片。每少1项扣2.5分	

续表

工作步骤	工作内容	分值	评分细则	得分
工作过程	1. 确认检查距离 66 cm,并确保模型眼和检查者视线同轴	10	没有确认距离或确认不准扣 5 分,模型眼和检查者视线不同轴扣 5 分	
	2. 套筒位置设置准确	10	误差超过 0.25 D 全扣	
	3. 检影镜使用方法正确	10	4 个要点,每少 1 个要点扣 2.5 分	
	4. 模拟检影结果准确	50	结果误差±0.25 D(含)以内不扣分;误差每增加 0.25 D 扣 10 分;误差±1.50 D(含)以上不得分	
工作结束	器材归位	10	器材归位不全全扣	
总评		100		

实训项目十二　负镜中和

【实训目的】

会用负球镜来中和逆动。掌握影动特征,逆动的加镜原则。培养学生一丝不苟的精神。

【相关知识】

本项目的练习相对正镜中和难度略有增加,需要同学们尝试把握从逆动到中和的判断方法。

【实训准备与计划学时】

1. 实训准备

(1)场地:低照度实训室。

(2)器材:实验台、凳子、带状光检影镜、模型眼、软尺、镜片箱。

(3)检查者:工作衣,实训报告册,签字笔,实训指导书。

2. 计划学时:2 学时。

【操作步骤和方法】

1. 将模型眼放置在距离检查者眼睛 66 cm(或 50 cm)处,确保模型眼与检查者视线同轴。

2. 根据模型眼的误差值,将模型眼套筒设置在实际为-1.50 D 的位置(如误差为-0.25 D,则将套筒设置为-1.75 D)。若检影距离为 50 cm,则将模型眼套筒设置在实际为-2.00S 的位置。

3.在模型眼的镜片槽上放置一未知正镜片(有标记度数的面背对检查者)。检查者双眼睁开。打开检影镜,观察影动,应该观察到逆动,根据影动特点用负球镜片中和。取出未知镜片和已加镜片。如两者之和为零,说明检影准确;如不为零,则两者之和不能超过±0.25 D,否则视为不准确。

4.更换正镜片反复练习。

【考评标准】

名称:负镜中和　　　时间:3 min　　　得分:_____

工作步骤	工作内容	分值	评分细则	得分
工作准备	1. 着工作装,仪表端庄	5	不符合要求全扣	
	2. 准备器材	5	检影镜插上电源,打开开关确认能正常使用;镜片箱打开,确认无缺片。每少1项扣2.5分	
工作过程	1. 确认检查距离66 cm,并确保模型眼和检查者视线同轴	10	没有确认距离或确认不准扣5分,模型眼和检查者视线不同轴扣5分	
	2. 套筒位置设置准确	10	误差超过0.25 D全扣	
	3. 检影镜使用方法正确	10	4个要点,每少1个要点扣2.5分	
	4. 模拟检影结果准确	50	结果误差±0.25 D(含)以内不扣分;误差每增加0.25 D,扣10分;误差±1.50 D(含)以上不得分	
工作结束	器材归位	10	器材归位不全全扣	
总评		100		

实训项目十三　未知度数的球镜中和

【实训目的】

会用正确的球镜来中和顺动及逆动。掌握影动特征,顺动和逆动的加镜原则。培养学生胆大心细的作风。

【相关知识】

本项目练习时,无法通过模拟的镜片预知光带的顺逆,需要自己去判断,难度继续增大。在已经知道如何把顺动和逆动检到中和的情况下,训练根据光带的速度、亮度、宽度等情况,在保证准确度的前提下逐渐提高检影速度。

【实训准备与计划学时】

1. 实训准备

(1)场地:低照度实训室。

(2)器材:实验台、凳子、带状光检影镜、模型眼、软尺、镜片箱、自制球镜片。

(3)检查者:工作衣,实训报告册,签字笔,实训指导书。

2. 计划学时:2 学时。

【操作步骤和方法】

1. 将模型眼放置在距离检查者眼睛 66 cm(或 50 cm)处,确保模型眼与检查者视线同轴。

2. 将模型眼套筒设置在任一位置(该模型眼的误差值要先确认)。

3. 在模型眼的镜片槽上放置自制球镜片,检影至中和。取出所加的镜片进行比较,模型眼套筒此时对应的刻度减去误差值再减去自制球镜片的焦度是否与镜片槽上放置的中和镜片减去 1.50 DS(或 2.00 DS)相等。如相等,说明检影准确;如不相等,则差值不能超过±0.25 D,否则视为不准确。

4. 反复更换套筒位置进行练习。

【考评标准】

名称:未知度数的球镜中和   时间:3 min   得分:_____

工作步骤	工作内容	分值	评分细则	得分
工作准备	1. 着工作装,仪表端庄	5	不符合要求全扣	
	2. 准备器材	5	检影镜插上电源,打开开关确认能正常使用;镜片箱打开,确认无缺片。每少1项扣2.5分	
工作过程	1. 确认检查距离66 cm,并确保模型眼和检查者视线同轴	10	没有确认距离或确认不准扣5分,模型眼和检查者视线不同轴扣5分	
	2. 检影镜使用方法正确	10	4个要点,每少1个要点扣2.5分	
	3. 结果记录正确	10	结果记录应为检影时所放球镜减1.50 D,记录时单位要写,正负号不能省略。出现任一错误全扣	
	4. 模拟检影结果准确	50	结果误差±0.25 D(含)以内不扣分;误差每增加0.25 D,扣10分;误差±1.50 D(含)以上不得分	
工作结束	器材归位	10	器材归位不全全扣	
总评		100		

实训项目十四　已知散光轴向的检影

【实训目的】

会用球柱镜的方法中和散光。掌握散光轴向的判断方法。培养学生严谨的工作态度。

【相关知识】

散光眼检影时影动有特殊表现,包括破裂现象、宽度现象、剪动现象等。本项目名称为已知散光轴向的检影,含义是模拟的散光轴向是已知的(模拟用的镜片为镜片箱里的柱镜片,轴向刻线不遮挡),散光度数的正负也是已知的。目的是通过本项目练习,同学们能通过散光眼检影时影动的特殊表现进而掌握主子午线的确定方法及散光的中和方法。

【实训准备与计划学时】

1. 实训准备

(1)场地:低照度实训室。

(2)器材:实验台、凳子、带状光检影镜、模型眼、镜片箱。

(3)检查者:工作衣,实训报告册、签字笔、实训指导书。

2. 计划学时:2 学时。

【操作步骤和方法】

1. 将模型眼放置在距离检查者眼睛 66 cm(或 50 cm)处,确保模型眼与检查者视线同轴。

2. 根据模型眼的误差值,将模型眼套筒设置在实际为 -1.50 D 的位置(如误差为 -0.25 D,则将套筒设置为 -1.75 D)。

3. 在模型眼前镜片槽上放置一柱镜(如 -2.00 DC 轴向 60°)。

4. 打开检影镜,观察影动,看到破裂现象,将光带打至 60°方向,看到顺动,逐渐加正球镜至中和。将光带转到 150°方向,看到逆动,逐渐加负柱镜,轴向在 150°。至中和,之后调回到 60°观察,复核微调镜片,所加球柱镜片即为检影结果。

5. 放置不同负柱镜进行模拟,反复练习。

【注意事项】

虽然已知散光的轴向,也要把光带旋转 360°,观察散光影动的特殊表现。

【考评标准】

名称:已知散光轴向的检影　　　时间:3 min　　　得分:_____

工作步骤	工作内容	分值	评分细则	得分
工作准备	1. 着工作装,仪表端庄	5	不符合要求全扣	
	2. 准备器材	5	检影镜插上电源,打开开关确认能正常使用;镜片箱打开,确认无缺片。每少 1 项扣 2.5 分	
工作过程	1. 确认检查距离 66 cm,并确保模型眼和检查者视线同轴	10	没有确认距离或确认不准扣 5 分,模型眼和检查者视线不同轴扣 5 分	
	2. 检影镜使用方法正确	10	4 个要点,每少 1 个要点扣 2.5 分	
	3. 结果记录正确	10	结果记录应为检影时所放球镜减 1.50 D,记录时单位要写,正负号不能省略。出现任一错误全扣	
	4. 模拟检影结果准确	50	不论球镜和柱镜,任何结果误差 ±0.25 D(含)以内不扣分;单项误差每增加 0.25 D,扣 10 分,直至扣完	
工作结束	器材归位	10	器材归位不全全扣	
总评		100		

实训项目十五　已知复合远视散光及轴向的检影

【实训目的】

会模拟复合远视散光并中和之。掌握复合远视散光的中和方法。培养学生一丝不苟的态度和准确计算的能力。

【相关知识】

本项目为复合远视散光的检影,且散光的轴向是已知的。通过练习,要掌握球柱中和法进行复合远视散光的检影方法。

【实训准备与计划学时】

1. 实训准备

(1)场地:低照度实训室。

（2）器材:实验台、凳子、带状光检影镜、模型眼、镜片箱。

（3）检查者:工作衣,实训报告册,签字笔,实训指导书。

2.计划学时:2学时。

【操作步骤和方法】

1.将模型眼放置在距离检查者眼睛66 cm(或50 cm)处,确保模型眼与检查者视线同轴。

2.确定一个模拟远视散光的度数,如+2.25 DS/+1.50 DC×45°。根据模型眼的误差值,将模型眼套筒设置在实际为+2.25 D的位置(如误差为−0.25 D,则将套筒设置为+2.00 D)。模型眼的镜片槽上放置−1.50 DC柱镜,轴向为45°。此时模拟屈光不正完成。

3.打开检影镜,观察影动,将光带转到45°方向,观察到顺动,加球镜+5.25 DS中和。然后观察135°方向,为逆动,加负柱镜−1.50 DC中和。之后再观察45°方向,适当微调球柱镜,使两个方向均中和。检影结果:+5.25 DS/−1.50 DC×135°。

4.也可以用另一个方式进行检影。将光带转到135°,观察到顺动,加球镜+3.75 DS中和,然后观察45°方向,为顺动,加+1.50 DC至中和。之后再观察135°方向,适当调整球柱镜,使两个方向均中和。则检影结果:+3.75 DS/+1.50 DC×45°。

5.更换模拟的复合远视散光度数和轴向,反复练习。

【考评标准】

名称:<u>已知复合远视散光及轴向的检影</u>　　　时间:3 min　　　得分:_____

工作步骤	工作内容	分值	评分细则	得分
工作准备	1.着工作装,仪表端庄	5	不符合要求全扣	
	2.准备器材	5	检影镜插上电源,打开开关确认能正常使用;镜片箱打开,确认无缺片。每少1项扣2.5分	
工作过程	1.确认检查距离66 cm,并确保模型眼和检查者视线同轴	10	没有确认距离或确认不准扣5分,模型眼和检查者视线不同轴扣5分	
	2.检影镜使用方法正确	10	4个要点,每少1个要点扣2.5分	
	3.结果记录正确	10	结果记录应为检影时所放球镜减1.50 D,记录时要写单位,正负号不能省略。出现任一错误全扣	
	4.模拟检影结果准确	50	不论球镜和柱镜,任何结果误差±0.25 D(含)以内不扣分;单项误差每增加0.25 D,扣10分,直至扣完	
工作结束	器材归位	10	器材归位不全全扣	
总评		100		

实训项目十六　已知复合近视散光及轴向的检影

【实训目的】

会模拟复合近视散光并中和之。掌握复合近视散光的中和方法。培养学生一丝不苟的态度和准确计算的能力。

【相关知识】

本项目为复合近视散光的检影,且散光的轴向是已知的。通过练习,学生要掌握球柱中和法进行复合近视散光的检影的方法。

【实训准备与计划学时】

1.实训准备

(1)场地:低照度实训室。

(2)器材:实验台、凳子、带状光检影镜、模型眼、镜片箱。

(3)检查者:工作衣,实训报告册,签字笔,实训指导书。

2.计划学时:2学时。

【操作步骤和方法】

1.将模型眼放置在距离检查眼66 cm(或50 cm)处,确保模型眼与检查者视线同轴。

2.确定一个模拟远视散光的度数,如−2.50 DS/−1.75 DC×50°。根据模型眼的误差值,将模型眼套筒设置在实际为−2.50 D的位置(如误差为−0.25 D,则将套筒设置为−2.75 D)。模型眼的镜片槽上放置+1.75 DC柱镜,轴位为50°。此时模拟屈光不正完成。

3.打开检影镜,观察影动,将光带转到50°方向,观察到逆动,加球镜−2.75 DS中和。然后观察140°方向,为顺动,加正柱镜+1.75 DC中和。之后再观察50°方向,适当调整球柱镜,使两个方向均中和。检影结果:−2.75 DS/+1.75 DC×140°。

4.也可以用另一个方式进行检影。先将光带转到140°方向,观察到逆动,加球镜−1.00 DS中和,然后观察50°方向,为逆动,加−1.75 DC至中和。之后再观察140°方向,适当调整,使两个方向均中和。检影结果:−1.00 DS/−1.75 DC×50°。

5.更换模拟的复合近视散光度数,反复练习。

【考评标准】

名称:已知复合近视散光及轴向的检影　　　　时间:3 min　　　　得分:_____

工作步骤	工作内容	分值	评分细则	得分
工作准备	1. 着工作装,仪表端庄	5	不符合要求全扣	
	2. 准备器材	5	检影镜插上电源,打开开关确认能正常使用;镜片箱打开,确认无缺片。每少1项扣2.5分	
工作过程	1. 确认检查距离66 cm,并确保模型眼和检查者视线同轴	10	没有确认距离或确认不准扣5分,模型眼和检查者视线不同轴扣5分	
	2. 检影镜使用方法正确	10	4个要点,每少1个要点扣2.5分	
	3. 结果记录正确	10	结果记录应为检影时所放球镜减1.50 D,记录时要写单位,正负号不能省略。出现任一错误全扣	
	4. 模拟检影结果准确	50	不论球镜和柱镜,任何结果误差±0.25 D(含)以内不扣分;单项误差每增加0.25 D,扣10分,直至扣完	
工作结束	器材归位	10	器材归位不全全扣	
总评		100		

实训项目十七　未知散光轴向的检影

【实训目的】

会确定未知散光的主子午线。掌握散光主子午线的确定方法。培养学生胆大心细的作风。

【相关知识】

本项目练习的侧重点是确定散光的主子午线,练习时用的镜片还是镜片箱里的柱镜片,但是轴向刻线要遮挡住。通过本项目的练习,要真正掌握散光主子午线的确定方法。

【实训准备与计划学时】

1. 实训准备

(1)场地:低照度实训室。

（2）器材：实验台、凳子、带状光检影镜、模型眼、镜片箱、镜片箱的柱镜片遮挡住轴向标记。

（3）检查者：工作衣,实训报告册,签字笔,实训指导书。

2.计划学时:2学时。

【操作步骤和方法】

1.将模型眼放置在距离检查者眼睛66 cm（或50 cm）处,确保模型眼与检查者视线同轴。

2.将模型眼套筒推至任一刻度,将未知轴向柱镜片置于模型眼镜片槽内。

3.观察影动特点,找出两主子午线,分别用球柱镜中和两主子午线。得出检影结果,减去工作距离镜,即为检出的实际屈光不正。套筒刻度减去误差值为模拟球镜值,假设为-2.00 DS,模拟的柱镜为-1.00 DC×60°。检影结果应为-0.50 DS/+1.00 DC×60°。实际检影出的屈光不正为-2.00 DS/+1.00 DC×60°。判断检出结果与模拟的度数有无误差,包括焦度误差和轴向误差。球镜和柱镜的误差均不能超过±0.25 D,轴向不应出现明显偏差。

4.改变套筒位置和或柱镜度数和轴向,反复练习。

【考评标准】

名称:未知散光轴向的检影 时间:3 min 得分:_____

工作步骤	工作内容	分值	评分细则	得分
工作准备	1.着工作装,仪表端庄	5	不符合要求全扣	
	2.准备器材	5	检影镜插上电源,打开开关确认能正常使用;镜片箱打开,确认无缺片。每少1项扣2.5分	
工作过程	1.确认检查距离66 cm,并确保模型眼和检查者视线同轴	10	没有确认距离或确认不准扣5分,模型眼和检查者视线不同轴扣5分	
	2.检影镜使用方法正确	10	4个要点,每少1个要点扣2.5分	
	3.结果记录正确	10	结果记录应为检影时所放球镜减1.50 D,记录时要写单位,正负号不能省略。出现任一错误全扣	
	4.模拟检影结果准确	50	不论球镜和柱镜,任何结果误差±0.25 D(含)以内不扣分;单项误差每增加0.25 D,扣10分;轴向误差5°以内不扣分,5°～10°扣20分,10°以上扣50分	
工作结束	器材归位	10	器材归位不全全扣	
总评		100		

实训项目十八　未知散光的检影

【实训目的】

会确定未知散光的主子午线并中和该散光。掌握散光主子午线的确定方法及未知散光焦度的中和方法。培养学生一丝不苟的工作态度。

【相关知识】

本项目模拟的散光轴向位置,散光焦度也未知,进一步增大了难度,也是模拟检影的终极练习项目。同学们要综合利用前面练习已经掌握的检影技巧迅速准确地检出结果。

【实训准备与计划学时】

1. 实训准备

(1)场地:低照度实训室。

(2)器材:实验台、凳子、带状光检影镜、模型眼、镜片箱、自制圆形单纯柱镜片。

(3)检查者:工作衣,实训报告册,签字笔,实训指导书。

2. 计划学时:2 学时。

【操作步骤和方法】

1. 将模型眼放置在距离检查眼 66 cm(或 50 cm)处,确保模型眼与检查者视线同轴。

2. 将模型眼套筒推至任一刻度,将自制单纯柱镜片置于模型眼镜片槽内。

3. 观察影动特点,找出两主子午线,再分别用球柱镜中和两主子午线。得出检影结果,减去工作距离镜,即为检出的实际屈光不正度。套筒刻度减去误差值为模拟球镜值,假设为−2.00 DS,自制的柱镜为−1.50 DC 轴向 60°(可以提前用焦度计找到轴向,做上标记,练习时把标记用环形纸片遮盖住)。检影结果应为−0.50 DS/+1.50 DC×60。实际检影出的屈光不正为−2.00 DS/+1.50 DC×60。判断检出结果与模拟的度数有无误差,包括焦度误差和轴向误差。球镜和柱镜的误差均不能超过±0.25 D,轴向不应出现明显偏差。

4. 改变套筒位置和或更换柱镜度数和轴向,反复练习。

【考评标准】

名称:未知散光的检影　　　时间:3 min　　　得分:_____

工作步骤	工作内容	分值	评分细则	得分
工作准备	1. 着工作装,仪表端庄	5	不符合要求全扣	
	2. 准备器材	5	检影镜插上电源,打开开关确认能正常使用;镜片箱打开,确认无缺片。每少1项扣2.5分	
工作过程	1. 确认检查距离66 cm,并确保模型眼和检查者视线同轴	10	没有确认距离或确认不准扣5分,模型眼和检查者视线不同轴扣5分	
	2. 检影镜使用方法正确	10	4个要点,每少1个要点扣2.5分	
	3. 结果记录正确	10	结果记录应为检影时所放球镜减1.50 D,记录时要写单位,正负号不能省略。出现任一错误全扣	
	4. 模拟检影结果准确	50	不论球镜和柱镜,任何结果误差±0.25 D(含)以内不扣分;单项误差每增加0.25 D,扣10分;轴向误差5°以内不扣分,5°～10°扣20分,10°以上扣50分	
工作结束	器材归位	10	器材归位不全全扣	
总评		100		

实训项目十九　真实眼的试镜架检影

【实训目的】

会用试镜架和镜片箱给真人眼做检影;掌握试镜架给真人眼检影的方法;培养医者仁心的职业态度。

【相关知识】

之前的练习均为光学模型眼的模拟训练,目的是掌握检影的各种方法和积累检影技巧。模拟训练是为了最终为真实眼进行检影。

模拟练习和真实眼检影有一些不同的地方。模型眼的瞳孔大小固定,光带颜色也是固定的。但是真实眼不同的人瞳孔大小存在差异,而且对于同一个人,瞳孔大小也是会变化的。同时需要注意,随着注视距离的不同,被检眼的调节会影响检影的结果,所以在检影前必须消除被检者的调节。方法是使用睫状肌麻痹剂或让被检者注视5 m以外远视标。此外,验光师的屈光不正必须全矫,否则也会影响检影结果的准确性。

【实训准备与计划学时】

1. 实训准备

(1)场地:低照度实训室。

(2)器材:实验台、凳子、带状光检影镜、试镜架、镜片箱。

(3)检查者:工作衣,实训报告册,签字笔,实训指导书。

2. 计划学时:2 学时。

【操作步骤和方法】

1. 要求被检者摘下眼镜,戴上试镜架,双眼始终注视远处视力表(要指定明确的视标)。

2. 检查者与被检者距离 66 cm(或 50 cm),两者视线高度一致,位置稍错开,相对而坐。

3. 检影过程中,检查者双眼始终睁开。用右眼检查被检者的右眼,如果挡住了被检者的视线,嘱其要立即报告。光带旋转 360°,判断有无散光。如无散光,光带转到水平或垂直方向进行检影直至中和;如有散光,则用球柱中和法分别中和两主子午线。

4. 同样方法用左眼检查被检者的左眼。然后重新验证右眼。

5. 记录结果时,将检影结果减去 1.50 DS(或 2.00 DS)。

【考评标准】

名称:真实眼的试镜架检影   时间:5 min   得分:_____

工作步骤	工作内容	分值	评分细则	得分
工作准备	1. 着工作装,仪表端庄	5	不符合要求全扣	
	2. 准备器材	5	检影镜插上电源,打开开关确认能正常使用;镜片箱打开,确认无缺片。每少 1 项扣 2.5 分	
工作过程	1. 确认检查距离 66 cm,并确保模型眼和检查者视线同轴	10	没有确认距离或确认不准扣 5 分,模型眼和检查者视线不同轴扣 5 分	
	2. 检影镜使用方法正确	10	4 个要点,每少 1 个要点扣 2.5 分	
	3. 结果记录正确	10	结果记录应为检影时所放球镜减 1.50 D,记录时要写单位,正负号不能省略。出现任一错误全扣	
	4. 检影结果准确	50	教师复核,不论球镜和柱镜,任何结果误差 ±0.25 D(含)以内不扣分;单项误差每增加 0.25 D,扣 10 分;轴向误差 5° 以内不扣分,5~10° 扣 20 分,10°以上全扣	
工作结束	器材归位	10	器材归位不全全扣	
总评		100		

实训项目二十 | **真实眼的综合验光仪检影**

【实训目的】

会用综合验光仪给真实人眼做检影。掌握综合验光仪上给真人眼进行检影的方法。培养学生医者仁心的职业态度。

【相关知识】

综合验光仪和试镜架检影略有差异,一方面是综合验光仪上有一个专门的检影工作镜(R),另一方面是镜片的组合相对固定,不能随意搭配。再有就是散光焦度只有负度数,如果需要正柱镜,需要转换得到。

具体在检影时,需要注意:R 的大小是+1.50 DS,适合 67 cm 的检影距离。如果不是在 67 cm 检影,最后记录检影结果的时候需要注意计算准确。

【实训准备与计划学时】

1. 实训准备

(1)场地:低照度实训室。

(2)器材:凳子、带状光检影镜、综合验光仪。

(3)检查者:工作衣,实训报告册,签字笔,实训指导书。

2. 计划学时:2 学时。

【操作步骤和方法】

1. 要求被检者摘下眼镜,坐到综合验光仪座位上,双眼始终注视投影板上的视标。

2. 检查者与被检者距离 66 cm(或 50 cm)。两者视线高度一致,位置稍错开,相对而坐。

3. 检影过程中,检查者双眼始终睁开,用右眼检查被检者的右眼。如果挡住了被检者的视线,嘱其要立即报告。光带旋转 360°,判断有无散光。如无散光,光带转到水平或垂直方向进行检影直至中和;如有散光,则用球柱中和法分别中和两主子午线。注意:综合验光仪只有负柱镜,所以在检有散光的眼时,可以先用球镜把偏正度数的主子午线先中和,然后用负柱镜中和剩下的散光。例如 90° 子午线为 –2.00 D,180° 子午线为 –3.00 D,先用–0.50 DS 中和 90° 子午线,剩下散光为–1.00 D,用负柱镜去中和。

4. 同样方法用左眼检查被检者的左眼,然后重新验证右眼。

5. 记录结果时,将检影结果减去 1.50 DS(或 2.00 DS),也可以在检影时附属镜片置于 R 位,则记录时需要减去 0.50 DS。

【考评标准】

名称:真实眼的综合验光仪检影　　　时间:6 min　　　得分:_____

工作步骤	工作内容	分值	评分细则	得分
工作准备	1. 着工作装,仪表端庄	5	不符合要求全扣	
	2. 准备器材	5	检影镜插上电源,打开开关确认能正常使用;镜片箱打开,确认无缺片。每少1项扣2.5分	
工作过程	1. 确认检查距离66 cm,并确保模型眼和检查者视线同轴	10	没有确认距离或确认不准扣5分,模型眼和检查者视线不同轴扣5分	
	2. 检影镜使用方法正确	10	4个要点,每少1个要点扣2.5分	
	3. 结果记录正确	10	结果记录应为检影时所放球镜减1.50 D(附属镜片O位时,如果附属镜片R位,则不需要减1.50 D),记录时要写单位,正负号不能省略。出现任一错误全扣	
	4. 模拟检影结果准确	50	教师复核,不论球镜和柱镜,任何结果误差±0.25 D(含)以内不扣分;单项误差每增加0.25 D,扣10分;轴向误差5°以内不扣分,5°~10°扣20分,10°以上全扣	
工作结束	器材归位	10	器材归位不全全扣	
总评		100		

实训项目二十一　近视、远视的插片法验光

【实训目的】

学会使用插片法进行球镜验光。掌握屈光状态与矫正镜片的对应关系。培养学生在资源匮乏条件下的工作能力;锻炼学生的条理性和自信心;减少对设备的依赖性。

【相关知识】

1. 近视、远视的临床表现和成像特点。

2. 主觉验光的流程和加减镜片的视觉表现。

【实训准备与计划学时】

1. 实训准备

（1）场地：低照度实训室。

（2）器材：远视力表、试镜架、试片箱、眼罩或遮盖片、医用消毒酒精、消毒棉球、验光记录表。

（3）检查者：保持工作台整洁，穿工作衣。

2. 计划学时：2 课时。

【操作步骤和方法】

1. 请被检者坐在距视力表 5 m 处。

2. 对被检者分别进行左右眼的远、近视力检查。

（1）远视力差，近视力较好，则预判为近视眼。

（2）远视力较好，近视力更差，则预判为远视眼。

（3）远近视力都很差，则预判为高度散光或其他眼疾病。

3. 戴上试镜架，按先右眼后左眼的顺序进行插片法验光。

4. 先判断球镜的性质：取一个+0.50 D 的远视镜片和一个−0.50 D 的近视镜片，分别在被检测眼前快速轮流闪过，让被检者感觉哪个镜片更清楚。①−0.50 D 清楚，初步判断为近视；②+0.50 D 清楚，初步判断为远视；③将不清楚的镜片放下，保留清楚镜片，再增加一个比清楚镜片更高 0.50 D 的镜片，先低后高进行轮换对比；④如果屈光不正度数过高，使用±0.50 D 镜片的对比不明显，可适当增加度数。

5. 检查球镜的度数

（1）由低度开始插片，并从大到小辨认视标，看不清就换高一点的度数，直到视力不再提升时停止。

（2）如矫正视力不易提高，则考虑需要进行散光排查。

6. 判断最佳视力球镜

（1）手持+0.25 D 和−0.25 D 的镜片，在被检眼前轮换，以此确认最佳视力球镜。

（2）使用双色试验判断最佳视力球镜。

【注意事项】

1. 对被检者不要进入室内就立即进行视力检查，要等到视力适应后再作检查。

2. 被检者在检查视力时，不能前倾、后仰、歪头、斜视、眯眼看视标，更不能偷看或背视标。

3. 在眼前切换镜片时，应保持适中的速度和尽可能确保镜片光学中心与瞳孔中心对应。

4. 在试镜架上调换镜片时，应保持试镜架的稳定性和被检者的舒适度。

【考评标准】

名称:近视、远视的插片法验光　　　时间:5 min　　　得分:_____

工作步骤	工作内容	分值	评分细则	得分
工作准备	1.着工作装,仪表端庄	5	不符合要求全扣	
	2.准备器材	5	少一样扣1分	
工作过程	1.远、近视力检查	10	沟通能力不流畅扣5分,不熟练扣5分	
	2.戴试镜架	10	不熟练扣5分,操作错误全扣	
	3.判断球镜的性质	15	不熟练扣10分,操作错误全扣	
	4.检查球镜的度数	20	不熟练扣10分,交流差扣10分,错误全扣	
	5.判断最佳视力球镜	20	超时,每超1 min扣2分	
工作结束	1.用品归位	5	忘记归位全扣	
	2.沟通反馈下一步安排	10	不会解释全扣	
总评		100		

实训项目二十二　散光的插片法验光

【实训目的】

学会使用插片法进行柱镜验光。掌握屈光状态与矫正镜片的对应关系。培养学生在资源匮乏条件下的工作能力;锻炼学生的条理性和自信心;减少学生对设备的依赖性。

【相关知识】

1.散光的临床表现和成像特点。

2.主觉验光的流程和加减镜片的视觉表现。

【实训准备与计划学时】

1.实训准备

(1)场地:低照度实训室。

(2)器材:远视力表、试镜架、试片箱、眼罩或遮盖片、医用消毒酒精、消毒棉球、验光记录表。

(3)检查者:保持工作台整洁,穿工作衣。

2.计划学时:2课时。

【操作步骤和方法】

1. 取+0.50 D 远视散光(黑片)和-0.50 D 近视散光镜片(红片)。

2. 手持两镜片的轴向对准90°,分别在被检测者确定的球镜前快速轮流闪过,让被检者感觉哪个镜片清楚。

(1)-0.50 D(红片)清楚,初步判断为近视散光。

(2)+0.50 D(黑片)清楚,初步判断为远视散光。

(3)均不清楚时将手持镜片的轴向对准180°,交替上述动作。

3. 仍不清楚时,先将与球镜性质一致的柱镜片固定在镜架90°轴向,转动旋扭进行各轴向微调。

(1)清楚时,在该轴向增加度数,确定最清楚的柱镜镜片。

(2)不清楚时,更换柱镜性质,依照上述方法进行微调,找出清楚柱镜及轴向。

4. 以上方法均无清晰帮助时,可考虑排除散光可能。

【注意事项】

1. 被检者在检查视力时,不能前倾、后仰、歪头、斜视、眯眼看视标,更不能偷看或背视标。

2. 在眼前切换镜片时,应保持适中的速度和尽可能确保镜片光学中心与瞳孔中心对应。

3. 在试镜架上调换镜片时,应保持试镜架的稳定性和被检者的舒适度。

【考评标准】

名称:散光的插片法验光   时间:8 min   得分:_____

工作步骤	工作内容	分值	评分细则	得分
工作准备	1.着工作装,仪表端庄	5	不符合要求全扣	
	2.准备器材	5	少一样扣1分	
工作过程	1.部分矫正视力	5	不熟练扣3分,交流不畅扣3分	
	2.放裂隙片	15	不熟练扣5分,不会全扣	
	3.定轴位	15	不熟练扣5分,不会全扣	
	4.定度数	15	不熟练扣5分,不会全扣	
	5.双色试验	10	不熟练扣5分,遗漏全扣	
	6.另眼检测	10	不熟练扣5分,不会全扣	
	7.双眼平衡	5	不熟练扣2分,遗漏全扣	
	8.处方	10	不准确全扣,错一项全扣	
工作结束	器材归位	5	器材归位不全全扣	
总评		100		

实训项目二十三	调节幅度的测量（推进法、负镜法）

【实训目的】

会在综合验光仪上用推进法和负镜法进行调节幅度测量。掌握推进法和负镜法测量调节幅度的步骤和注意点。培养学生的耐心和责任心。

【相关知识】

看近目标时，睫状肌收缩，悬韧带放松，晶状体前表面突度增加，屈光力增强，使焦点落在视网膜上且目标清晰，这个过程称为调节。调节幅度是用来定量描述调节力的大小，反映的是人眼的最大调节能力。调节幅度和年龄密切相关，Hofstetter 提出调节力与年龄的相关性经验公式如下：

人群最小调节幅度值 = 15−0.25×年龄

人群最大调节幅度值 = 25−0.4×年龄

人群平均调节幅度值 = 18.5−0.3×年龄

常用的调节幅度检测方法有推进法和负镜法。影响调节幅度检测的因素主要有以下几个方面。①双眼融像：双眼检测时融像会诱导出集合性调节，所以双眼调节幅度较单眼调节幅度略大。②视标大小：视标尺寸较大时，眼对模糊的感受灵敏度会下降，调节幅度结果会偏高。③注视角度：向下注视时调节幅度一般比向上注视时的调节幅度略大。

本项目是老视验光的调节幅度测量，为了模拟出老视的状态需要使用速效睫状肌麻痹剂。

【实训准备与计划学时】

1. 实训准备

（1）场地：低照度实训室。

（2）器材：综合验光仪，近用杆及近视力卡，托吡卡胺滴眼液。

（3）检查者：工作衣，实训报告册，签字笔，实训指导书。

2. 计划学时：2 学时。

【操作步骤和方法】

操作准备：①每眼滴散瞳药，每次一滴，5 min 一次，共 3 次。②综合验光仪置入被检者远矫度数，近用光心距，近视力卡置于 40 cm 处。

1. 推进法

（1）右眼附属镜片 O，左眼 OC，选择最佳视力上一行的视标（0.6 或更小）。

（2）缓慢推进视标卡直到视标持续模糊，记录此时的距离，换成以 D 为单位。

（3）左眼附属镜片 O，右眼 OC，选择最佳视力上一行的视标（0.6 或更小）。

（4）同法查左眼，记录结果。

（5）双眼附属镜片 O 位，选择最佳视力上一行的视标（0.6 或更小）。

(6)同法查双眼,记录结果。

2. 负镜法

(1)右眼附属镜片 O,左眼 OC,选择最佳视力上一行的视标(0.6 或更小)。

(2)逐渐在右眼前以 −0.25 DS 梯度加负镜,直到被检者持续模糊。

(3)记录结果:所加负镜的绝对值+2.50 D。

(4)左眼附属镜片 O,右眼 OC,选择最佳视力上一行的视标(0.6 或更小)。

(5)同法查左眼,记录结果。

(6)双眼附属镜片 O 位,选择最佳视力上一行的视标(0.6 或更小)。

(7)同法查双眼,记录结果。

【注意事项】

1. 视标大小对于检测结果有很大的影响,所以要按照要求选择视标。如果被检者因睫状肌麻痹效果很好导致近视力较差,可以预置入+2.00 DS 再进行测量,最后把预置入的度数减去即可。

2. 检测终点的标准是持续模糊。模糊的含义是视标清晰度略有下降,不是视标认不清,检查时表达要清楚。

3. 负镜法和推进法的结果一般会有差异,负镜法略低。双眼的调节幅度一般差异很小。若检查结果相差超过 0.50 D,一般需要重新检查。

【考评标准】

名称:调节幅度的测量(推进法)　　　时间:5 min　　　得分:_____

工作步骤	工作内容	分值	评分细则	得分
工作准备	1. 着工作装,仪表端庄	5	不符合要求全扣	
	2. 准备器材	5	将远矫处方置入综合验光仪,并调整为近用瞳距,近视力卡置于 40 cm 处。任一操作点出现错误全扣	
工作过程	1. 右眼 O 位,左眼 OC 位	10	任一眼放置错误全扣	
	2. 确认近视力水平,选择合适的视标	10	近视力未确认或视标不合适全扣	
	3. 匀速推进近视力卡至被检者报告视标持续模糊。记录距离换算成屈光度	20	推进速度不匀或过快扣 10 分,持续模糊的话术描述不准或判断不准扣 10 分	
	4. 右眼 OC 位,左眼 O 位。同法测出左眼的结果	20	操作错误全扣	
	5. 双眼 O 位,同法进行双眼的调节幅度测量	20	操作错误全扣	
工作结束	器材归位	10	器材归位不全全扣	
总评		100		

名称:调节幅度的测量(负镜法)　　　　　时间:3 min　　　　得分:_____

工作步骤	工作内容	分值	评分细则	得分
工作准备	1. 着工作装,仪表端庄	5	不符合要求全扣	
	2. 准备器材	5	将主觉验光结果置入综合验光仪,并调整为近用瞳距,近视力卡置于 40 cm 处。任一操作点出现错误全扣	
工作过程	1. 右眼 O 位,左眼 OC 位	5	任一眼置入错误全扣	
	2. 确认近视力水平,选择合适的视标	5	近视力未确认全扣,视标不合适全扣	
	3. 在被检眼前以−0.25 D 梯度逐步增加负球镜,直至被检者报告视标持续模糊。记录结果	10	去雾视终点不对扣 5 分,操作过程没有让被检者辨认视标扣 5 分,没有严格按照原则加负镜本项不得分	
	4. 右眼 OC 位,左眼 O 位,同法测出左眼的结果	15	视标出示不对扣 5 分,话术不完整或不准确扣 10 分,调整与原则不符不得分	
	5. 双眼 O 位,同法进行双眼的调节幅度测量并积累结果	40	操作错误全扣	
工作结束	器材归位	10	器材归位不全扣	
总评		100		

实训项目二十四　FCC 法

【实训目的】

会进行 FCC 法检查。掌握 FCC 法的原理和检测步骤。培养学生的耐心和责任心。

【相关知识】

FCC 法,即融合性交叉柱镜法,用来检测一定调节刺激下的调节反应。测试时两眼前加±0.50 D 的交叉圆柱镜,负柱镜轴位于 90°,视标为纵横垂直的两组直线。两组线条经过交叉柱镜及眼屈光系统会前后分开,且横线在前,竖线在后。如果被检眼的调节反应等于调节刺激,则横线竖线分居视网膜两侧,距离大致相当,被检者感觉两组线条一样清。如果调节反应小于调节刺激(即调节滞后),则两组线条整体后移,横线更靠近视网膜,被检者感觉横线更清。如果调节反应大于调节刺激(即调节超前),则两组线条整体前移,竖线更靠近视网膜,被检者感觉竖线更清。

本法的调节滞后结果可作为试验性近附加。

【实训准备与计划学时】

1.实训准备

(1)场地:低照度实训室。

(2)器材:综合验光仪、近用杆及近视力卡、托吡卡胺滴眼液。

(3)检查者:工作衣,实训报告册,签字笔,实训指导书。

2.计划学时:2 学时。

【操作步骤和方法】

1.操作准备

(1)每眼滴散瞳药,5 min 一次,共 3 次。

(2)综合验光仪置入被检者远矫度数,近用光心距,近视力卡置于被检者的阅读距离处。

2.FCC 步骤

(1)双眼附属镜片调整为±0.50 D 交叉圆柱透镜。

(2)开启近读灯,近视标卡调出近交叉视标。

(3)嘱被检者注视近交叉视标,分辨横竖两组线条的清晰度有无区别。

(4)若诉横线清晰或横线和竖线一样清,逐量递增+0.25 D 球镜试片,直至被检者诉竖线清。再逐次退回+0.25 D 球镜到横线和竖线一样清,记录此时所加的正镜量,即为调节滞后的值。

(5)若诉竖线清,先调低照明,让被检者再次确认。此时若诉横线清晰或横线和竖线一样清,则按照(4)的步骤进行。若仍诉竖线清,则撤掉±0.50 D 交叉圆柱透镜,换 JCC 摆于视孔前,并置白轴于90°方向让被检者再次确认。若仍为竖线清,则可确认为垂直偏好,若诉横线清,则为调节超前。

(6)调节滞后的值可作为试验性近附加。

【注意事项】

1.垂直偏好者不能用此法确定试验性近附加。

2.由于检测对象为模拟老视(滴睫状肌麻痹剂),瞳孔会散大,像差会增大,部分被检者会有线条变色的感觉,应强调观察的是线条清晰度上的差异,颜色差异要忽略。如果检测对象为真实的老视者,这种情况一般不会出现。

【考评标准】

名称:FCC 法　　　时间:3 min　　　得分:_____

工作步骤	工作内容	分值	评分细则	得分
工作准备	1. 着工作装,仪表端庄	5	不符合要求全扣	
	2. 准备器材	5	将主觉验光结果置入综合验光仪,并调整为近用瞳距,近视力卡置于阅读距离处。任一操作点出现错误扣5分	
工作过程	1. 双眼附属镜片调整为±0.50 交叉圆柱透镜	10	任一眼置入错误全扣	
	2. 开启近读灯,近视标卡调出近交叉视标	10	任一点未做对全扣	
	3. 根据被检者报告的横竖两组线条的清晰度合理进行下一步操作			
	(1)若报告横线更清或一样清,双眼同时以+0.25 D 梯度加正镜,直到报告竖线清。再同步-0.25 D 梯度加负镜直到横竖线一样清。记录所加的正镜总量即为调节滞后值	10	话术不完整扣10 分	
	(2)若报告竖线清,减低照明再询问	50	调整不同步扣10 分,度数调整方向不对全扣,操作终点不对扣10 分,结果记录不对扣10 分	
	1)若变成横线清或一样清,按操作步骤完成检查	50	未减低照明全扣,其他同(1)	
	2)若仍为竖线清,则把附属镜片换成 O,辅助镜片的交叉柱镜摆放于双眼前,负轴(红点)置于水平位。再次询问清晰线条有无变化,若仍为竖线清,记录为垂直偏好,若变为横线清,则为调节超前	50	未减低照明度或附属镜片、辅助镜片的放置错误全扣,其他同(1)	
工作结束	器材归位	10	器材归位不全全扣	
总评		100		

注:(1),1),2)的分值均为50分,打分原则为:若进行了(1)的操作,则后续的打分忽略;若进行了1)的操作,则(1)的打分忽略;若进行了2)的操作,则(1)和1)的打分忽略。

实训项目二十五 老视验光的相对调节法(NRA/PRA)

【实训目的】

会进行相对调节法检查。掌握相对调节法的原理和检测步骤。培养学生的耐心和责任心。

【相关知识】

正负相对调节是指在双眼注视状态下,被检者的集合保持不变时调节能增加或减小的能力。PRA 称正相对调节(眼前加负镜),NRA 称负相对调节(眼前加正镜)。老视验光的原则之一:一半调节力储备原则。由此可知,合适的近附加使眼的调节位于调节幅度线的中点,即此时眼能增加或减少调节的能力相同,亦即使 NRA 和 PRA 的绝对值相等。基于这个原理,如果检测结果发现 NRA 和 PRA 的绝对值不相等时,需要调整近附加,NRA 和 PRA 做和,加到近附加上即可。这个过程在老视验光中称为精确近附加。

【实训准备与计划学时】

1. 实训准备

(1)场地:低照度实训室。

(2)器材:综合验光仪,近用杆及近视力卡,托吡卡胺滴眼液。

(3)检查者:工作衣,实训报告册,签字笔,实训指导书。

2. 计划学时:2 学时。

【操作步骤和方法】

1. 操作准备

(1)置入远用屈光处方、试验性近附加焦度、近用光心距。

(2)根据被检者习惯的阅读距离放置近视力视标(字母或 E 视标)。

2. 正负相对调节(NRA/PRA)检查

(1)双眼附属镜片调整为 O 位,确认被检者此时的近视力水平,选择最佳视力上一行的单个视标。

(2)调整双眼球镜焦度轮盘,以+0.25 DS 梯度逐量增加正球镜焦度,直至被检者报告视标持续模糊。

(3)所加正镜总量为被测双眼的负相对调节,检测完毕将第(2)步所加正镜全部退回。

(4)再次确认被检者此时的近视力水平并选择合适的视标,调整双眼球镜焦度轮盘,以−0.25 DS 梯度逐量增加负球镜焦度,直至持续模糊。

(5)所加负镜总量为被测双眼的正相对调节(PRA),检测完毕将第(4)步所加负镜全部退回。

（6）分析正、负相对调节的值，并对近附加进行调整。具体调整方法为：

$$调整值 = \frac{正相对调节 + 负相对调节}{2}$$

【注意事项】

1. 检测时先测定负相对调节，后测定正相对调节，遵循先抑制后刺激的检测原则。避免先检项目影响后检项目的检测结果。

2. NRA 检测结束后要把加上的正镜退回到起点位置再进行 PRA 的检测。

【考评标准】

名称：老视验光的相对调节法（NRA/PRA）　　　时间：3 min　　　得分：_____

工作步骤	工作内容	分值	评分细则	得分
工作准备	1. 着工作装，仪表端庄	5	不符合要求全扣	
	2. 准备器材	5	将远用处方和试验性近附加一并置入综合验光仪，并调整为近用瞳距，近视力卡置于阅读距离处。任一操作点出现错误全扣	
工作过程	1. 双眼附属镜片 O 位	5	任一眼置入错误全扣	
	2. 确认近视力水平，选择合适的视标	10	近视力未确认扣 5 分，视标选择不合适扣 5 分	
	3. 在被检眼前以 +0.25 D 梯度逐步增加正球镜，直至被检者报告视标持续模糊，记住结果后退回所加的正镜	30	双眼镜度调整不同步扣 10 分，持续模糊的判断不准确扣 10 分，所记结果不准或 NRA 操作结束后未退回所加正镜扣 10 分	
	4. 再次确认近视力水平，选择合适的视标	5	未再次确认视力选择视标扣 5 分	
	5. 在被检眼前以 -0.25 D 梯度逐步增加负球镜，直至被检者报告视标持续模糊，记住结果后退回所加的负镜	20	双眼镜度调整不同步扣 10 分，所记结果不准或 PRA 操作结束后未退回所加负镜扣 10 分	
	6. 对近附加进行调整	10	调整值不对全扣	
工作结束	器材归位	10	器材归位不全全扣	
总评		100	若操作时先做 PRA 后做 NRA，本项目不得分。	

实训项目二十六　老视矫正后的明视域测量

【实训目的】

会进行明视域测量。掌握明视域测量结果的意义。培养学生的耐心、责任心和快速心算的能力。

【相关知识】

明视域测量是在精确近附加之后进行的检查,目的是验证精确后的近附加是否真的合适。根据一半调节力储备原则,明视域近端、阅读距离、明视域远端三者的倒数应该大致为等差数列。在此情况下,眼能放松和紧张的调节量相同。例如,明视域近端为25 cm,阅读距离为33 cm,明视域远端为50 cm,三者倒数分别为4、3、2,为等差数列,这种情况是合适的。如果三者分别为30 cm、33 cm、50 cm,表明近附加偏低,应该适当加大。

【实训准备与计划学时】

1. 实训准备

(1)场地:低照度实训室。

(2)器材:综合验光仪,近用杆及近视力卡,托吡卡胺滴眼液。

(3)检查者:工作衣,实训报告册,签字笔,实训指导书。

2. 计划学时:2学时。

【操作步骤和方法】

1. 操作准备

(1)置入远用屈光处方、精确后的近附加、近用光心距。

(2)根据被检者习惯的阅读距离放置近视力视标。

2. 明视域测量

(1)双眼附属镜片0位,嘱被检者注视最佳视力上一行的单个视标。

(2)将视标卡按1 cm/s的速度向远离被测眼的方向移动直到被检者报告视标初次模糊。记住此时的距离,并将视标卡移回测试前的位置。

(3)按相同速度向靠近被测眼的方向移动直到被检者报告视标初次模糊。记住此时的距离,然后将视标卡移回测试前的位置。

(4)判断调节远端和近端是否合适,若不合适需调整近附加重新测定。

【注意事项】

1. 检测必须是在精确近附加的条件下进行。

2. 检测时必须先移远再移近,遵循先抑制后刺激的检测原则。避免先检项目影响后检项目的检测结果。

【考评标准】

名称:老视矫正后的明视域测量   时间:5 min   得分:_____

工作步骤	工作内容	分值	评分细则	得分
工作准备	1. 着工作装,仪表端庄	5	不符合要求全扣	
	2. 准备器材	5	将远用处方和精确后的近附加一并置入综合验光仪,并调整为近用光心距,近视力卡置于阅读距离处。任一操作点出现错误全扣	
工作过程	1. 双眼附属镜片 0 位	5	任一眼置入错误全扣	
	2. 确认近视力水平,选择合适的视标	10	近视力未确认扣 5 分,视标不合适扣 5 分	
	3. 将视标卡匀速推远直到被检者报告视标持续模糊,记住该距离,并将视标卡推回到阅读距离处	20	速度不均匀扣 10 分,停止点不准扣 10 分	
	4. 将视标卡匀速推进被检者眼前,直到被检者报告视标持续模糊,记住该距离	15	速度不均匀扣 5 分,停止点不准扣 10 分	
	5. 根据远端和近端数值及阅读距离,推算近附加是否需要调整	30	推算结果或调整值不对全扣	
工作结束	器材归位	10	器材归位不全全扣	
总评		100		

第四单元

眼镜定配技术

实训项目一 眼镜架的标准整形

【实训目的】

认识各种调整钳,学会调整钳的使用方法和使用技巧,学会各种眼镜架的整形操作。掌握眼镜架的标准整形标准。培养学生眼明、心细、手巧,观察、分析和解决问题的能力。

【相关知识】

1. 标准调校的目的是使镜架具备出厂时的标准尺寸。

2. 镜架标准尺寸要符合下列要求

(1)镜架镜面角 170°~180°。

(2)两镜圈前倾角相等,为 8°~15°。

(3)两镜腿外张角相等,为 80°~95°。

(4)两侧镜腿的身腿倾角一致,两镜腿相互平行,或呈极小的夹角,角度不大于 2.5°。

(5)双侧镜腿弯点长、垂俯角、垂内角相等。

(6)保持镜腿的一致性,将镜架两镜腿张开倒置于水平面上,使两镜腿平行,弯曲部相等,两镜腿与水平面平行接触。翻转镜架后,两镜腿末端与水平面接触。

(7)合拢镜腿,调整镜腿折叠后的均匀性,从后观察镜架,两镜腿相互平行相叠,或者仅呈极小夹角。相交点位于镜架中央且两侧角度相等。

(8)左右鼻托对称,高度、角度及上下位置适中。

(9)铰链螺丝紧张度:交替开合镜腿,既可保持镜腿张开又无开合阻力感。轻轻晃动镜架时,镜腿仍可保持原位。

3. 整形器械的功用

(1)烘热器:烘热塑料材质(图 4-1-1)。勿将水珠滴落在导热板上以免损坏仪器。

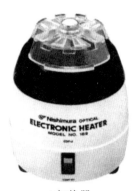
A.加热器

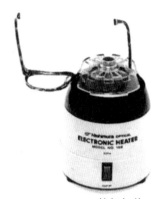
B.镜架加热

图4-1-1 立式烘热器

（2）整形钳:①圆嘴钳,用于调整鼻托支架(图4-1-2)。②托叶钳,用于调整托叶的位置角度(图4-1-3)。③镜腿钳,用于调整镜腿的角度(图4-1-4)。④鼻梁钳,用于调整鼻梁弧度(图4-1-5、图4-1-6)。⑤平圆钳,用于调整镜腿张角。⑥螺丝刀、拉丝专用钩,拉丝专用钩用于拉丝架卸丝。⑦螺丝紧固钳,用于夹紧锁紧螺丝。⑧无框架螺丝装配钳,用于无框镜架装配。⑨切断钳,用于无框镜架螺丝切断。⑩镜圈调整钳,用于镜圈弯弧调整(图4-1-7、图4-1-8)。

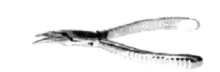
图4-1-2 圆嘴钳

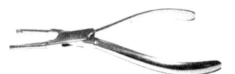
图4-1-3 托叶钳

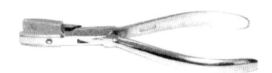
图4-1-4 镜腿钳

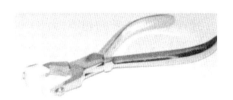
图4-1-5 鼻梁钳

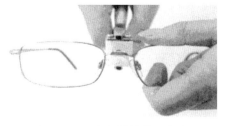
图4-1-6 鼻梁钳的使用方法

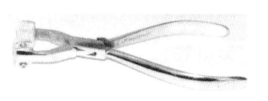
图4-1-7 镜圈调整钳

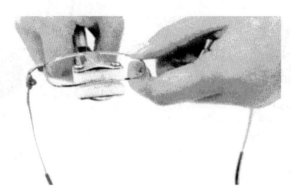

图4-1-8　镜圈调整钳的使用方法

【实训准备与计划学时】

1. 实训准备

(1)器材:圆嘴钳、托叶钳、镜腿钳、鼻梁钳、平圆钳、螺丝刀、拉丝专用钩、螺丝紧固钳、无框架螺丝装配钳、切断钳、镜圈调整钳、烘热器、金属全框镜架、塑料全框镜架、板材镜架、半框镜架、无框镜架。

(2)检查者:束起长发,工作衣,实训报告册,签字笔,实训指导书。

2. 计划学时:2学时。

【操作步骤和方法】

1. "由前往后、由大至小"观察镜架,判断需整形的部位、受力点和用力方向。

2. 选用相应的器械整形,放置整形工具,整形。

(1)调整镜架镜面角至170°~180°。

(2)调整双眼的镜圈前倾角相等,为8°~15°。

(3)调整镜腿外张角相等,为80°~95°。

(4)调整两侧镜腿的身腿倾角一致,两镜腿相互平行,或呈极小的夹角,角度不大于2.5°。

(5)调整双侧镜腿,并保持双侧镜腿弯点长、垂俯角、垂内角相等。

(6)在平面上调整镜腿的一致性,将镜架两镜腿张开倒置于水平面上,使两镜腿平行,弯曲部相等,两镜腿与水平面平行接触。翻转镜架后,两镜腿走末端与水平面接触。

(7)合拢镜腿,调整镜腿折叠后的均匀性,从后观察镜架,使两镜腿相互平行相叠,或者仅成极小夹角,相交点位于镜架中央且两侧角度相等。

(8)调整鼻托,使左右鼻托对称,高度、角度及上下位置适中。

(9)调整铰链螺丝紧张度,交替开合镜腿,既可保持镜腿张开又无开合阻力感。轻轻晃动镜架时,镜腿仍可保持原位。

【注意事项】

1. 整形工具系专用工具,各有各的用途,不可滥用。整形工具使用时不得夹入金属屑、沙粒等,以免整形时在镜架上留下疵病。整形工具钳嘴要垫有橡胶软垫,以免整形时破坏镀层或钳伤镜架而留下瑕疵。只要钳口能插入,应尽量用装有塑料保护块的整形钳。整形钳整形时,用力过大会损坏眼镜,过小不起作用,故必须多多练习,熟能生巧,同时也需了解镜架材料等。握钳用力不能过大,以免在镜架外表面上留下压痕,影响美观。操作时,焊接点处最好用辅助钳保护,以防焊点断裂。身腿倾斜角、外张角调整时,铰链不能受力。脚套加热不能过度,防止塑料熔融变形。禁止脚套不加热弯曲,防止脚套皲裂。各种金属材料的回弹性能相差较大,需要操作者认真体会,掌握规律。打孔眼镜校配时,如眼镜比较高档,不要硬性调整。需要松开螺丝的时候,要松开螺丝,需要卸下镜片的时候,要将镜片卸下。

2. 天然材料的镜架一般比较昂贵,加之材料本身强度低,容易脆裂等特点,在调整时应特别注意。玳瑁和动物犄角眼镜架调整难度比较大,不能硬性操作,要用热水加温,或用热风微烤慢慢加热,然后进行校正。应避免使用工具,最好用手直接调整。记忆材料由于具有形状记忆特性,镜架调整时很难使其变形,需要加热到特定的温度范围进行整形,然后保持形状恢复常温。

3. 塑料架的校配,尽量不用整形钳,以免留下印痕。加热操作时,注意安全,不过热,保护手指皮肤不被烫伤。加热前应充分了解被加工镜架材料的加热特性,以免失误造成毁架,影响声誉。塑料架若装有活动鼻托,则与金属架鼻托调整方法相同。校配好以后检查一下两镜片是否松动,使用管套拧紧螺钉。

【考评标准】

名称:眼镜架的标准整形　　　　时间:10 min　　　　得分:_____

工作步骤	工作内容	分值	评分细则	得分
工作准备	1. 着工作装,仪表端庄	5	不符合要求全扣	
	2. 备好器材	5	少一样扣1分	
工作过程	1. 观察,分析、判断	20	观察不仔细扣5分,观察顺序不对扣5分,分析判断不准确扣10分	
	2. 整形操作		用手替代整形钳酌情扣分	
	(1)使用工具恰当	10	拿错工具全扣	
	(2)用力点正确	10	着力点不对全扣,不熟练扣5分	
	(3)用力方向正确	10	用力方向不对全扣,不熟练全扣	
	(4)达到整形标准	30	酌情给分,镜架变形明显全扣	
工作结束	1. 物品整理归位	5	酌情给分	
	2. 清理工作台	5	酌情给分	
总评		100	镜架损坏者直接定为不及格	

实训项目二 瞳距和瞳高的测量

【实训目的】

学会测量瞳距和瞳高的方法,会沟通交流。掌握测量瞳距和瞳高的意义。培养学生程序规范,认真、细心、负责的态度。

【相关知识】

配装眼镜时测量瞳距和瞳高是为了保证戴上眼镜后视线经过镜片的光学中心而尽量减少不必要的棱镜效应。

瞳距是指双眼瞳孔中心之间的距离,按用眼方式分为视远瞳距和视近瞳距,又可分为单眼瞳距和双眼瞳距。单眼瞳距指瞳孔中心距鼻梁正中之间的距离。

瞳高是指瞳孔中心至镜架最下内侧边缘的垂直距离。

【实训准备与计划学时】

1. 实训准备

(1)器材:瞳距仪、瞳距尺、笔灯、标记笔、眼镜架。

(2)检查者:束起长发,工作衣,实训报告册,签字笔,实训指导书。

2. 计划学时:2 学时。

【操作步骤和方法】

1. 瞳距尺测瞳距

(1)视远瞳距的测定:①被检者与检查者对坐,两者眼睛亮度相当。②将瞳距尺缺口朝下放在被检者鼻根部,刻度位于镜架平面。③让被检者双眼看手电筒。④先检查右眼,检查者将手电筒放在自己左眼下。闭右眼,用左眼看对方瞳孔反光点,然后记下瞳距尺上的刻度,单位为毫米。⑤再检查左眼,检查者将手电筒放在自己右眼下。闭左眼,用右眼看对方瞳孔反光点,然后记下瞳距尺上的刻度。⑥两个读数相加即为视远瞳距。

(2)视近瞳距的测定:被检者处于近工作距离,检查者的一只眼应对着被检者双眼中间即鼻根处,其余同视远瞳距的测定。

2. 瞳距仪测瞳距

(1)按测量远用或近用瞳距的要求,将注视距离键调整到数值 ∞ 或 30 cm 标记 ▼ 的位置。

(2)将瞳距仪的额头部和鼻梁部放在被检者的前额和鼻梁上,让被检者双手扶仪器两侧,确保仪器的鼻梁部置于其鼻梁正中。

(3)让被检者注视里面绿色光标。

(4)检查者通过观察窗,看到被检眼瞳孔上的反光点,分别移动左右 PD 可调键,使 PD 指针与反射点对齐。

（5）读取数值，R 表示右眼瞳距是从鼻梁中心至右眼瞳孔中心的距离，L 表示左眼瞳距是从鼻梁中心至左眼瞳孔中心的距离。

（6）如需测量单眼瞳距，如斜视眼等可调节仪器下部的遮盖键，将一眼遮盖使被测眼正视前方，然后测量。

（7）如两眼瞳孔大小不等，分别测量从右瞳内缘（外缘）至左瞳外缘（内缘）的距离，取两次读数的平均值。

（8）利用视度切换键，可戴多焦点眼镜进行操作，即用远用部观察瞳孔，近用部读取数值。

3.瞳高的测量

（1）为被检者选择合适的眼镜架并按照配镜要求进行必要的调整。

（2）与被检查者在相同高度相对而坐（一臂远，约 40 cm）。

（3）先测量被检查者的右眼，令被检查者看检查者的左眼。

（4）将笔式电筒置于左眼下方，直射被检查者右眼。

（5）检查者闭上右眼（避免平行视差）。

（6）观察被检查者右眼角膜反光。

（7）用标记笔在样片上画一横线（若镜架上没有样片，可粘上透明胶纸替代），标出角膜反光点位置。

（8）用直尺测量横线到镜架下缘最低点内槽的垂直距离，即为该眼配镜高度。

（9）同法测量左眼。

【考评标准】

名称:瞳距尺测瞳距　　　　时间:5 min　　　得分:＿＿＿＿

工作步骤	工作内容	分值	评分细则	得分
工作准备	1. 着工作装,仪表端庄	5	不符合要求全扣	
	2. 备好器材	5	少一样扣1分	
工作过程	1. 摆好位置和姿势	15	酌情给分	
	2. 放置瞳距尺	10	放错全扣	
	3. 指导被检者看灯光	15	未交流全扣,指导错全扣	
	4. 闭右眼,用左眼读被检者右眼读数	15	不熟练扣5分	
	5. 换另一只眼进行同上操作	15	不熟练扣5分	
	6. 得出数据	10	误差≥3 mm 全扣	
工作结束	1. 告诉被检者结束	5	酌情给分	
	2. 关手电筒	5	未关手电筒全扣	
总评		100		

名称:瞳距仪测瞳距　　　时间:5 min　　　得分:_____

工作步骤	工作内容	分值	评分细则	得分
工作准备	1. 着工作装、束发	5	不符合要求全扣	
	2. 备好器材	5	少一样扣1分	
	3. 装好电池,打开电源	5	酌情给分	
工作过程	1. 选择合适按键	10	不会选择全扣	
	2. 放置瞳距仪	20	不熟练扣5分,放反全扣	
	3. 移动滑块、读远用瞳距	15	不熟练扣5分	
	4. 转换按键、读近用瞳距	15	不熟练扣5分	
	5. 记下数据	15	误差≥1 mm全扣	
工作结束	1. 告诉被检者结束	5	酌情给分	
	2. 关电源	5	未关电源全扣	
总评		100		

名称:瞳高的测量　　　时间:10 min　　　得分:_____

工作步骤	工作内容	分值	评分细则	得分
工作准备	1. 着工作装,仪表端庄	5	不符合要求全扣	
	2. 备好器材	5	少一样扣1分	
	3. 为被检者戴上镜架	5	酌情给分	
工作过程	1. 摆好位置和姿势	10	酌情给分	
	2. 指导被检者看灯光	10	未交流全扣,指导错全扣	
	3. 闭右眼,用左眼看被检者右眼角膜映光点位置,用标记笔标在镜架撑片上	15	不熟练扣5分	
	4. 同法标记左眼	10	不熟练扣5分	
	5. 测量瞳高	30	误差≥1 mm全扣	
工作结束	1. 告诉被检者结束	5	酌情给分	
	2. 器材归位,关电源	5	少物品或未关电源全扣	
总评		100	测量瞳高方法错误者本项目不合格	

实训项目三 单光镜片的测量与标记

【实训目的】

学会用焦度计测量和标记球镜镜片及球柱镜镜片。熟悉焦度计的结构、用途和使用方法。操作仪器规范,爱护设备,工作精益求精。

【相关知识】

焦度计是测量和标记眼镜片及检测眼镜的基本测量仪器。其功能有测量球镜镜片和柱镜镜片顶焦度(即度数)、标记镜片光学中心和柱镜轴、测量棱镜镜片基底方向和度数、标记棱镜基底方向等;部分自动焦度计还有检测镜片紫外线滤过率的功能。

【实训准备与计划学时】

1.实训准备

(1)器材:望远式焦度计、自动焦度计、球镜镜片、柱镜镜片、棱镜镜片。

(3)检查者:工作衣,实训报告册,签字笔,实训指导书。

2.计划学时:2学时。

【操作步骤和方法】

1.使用前的准备

(1)打开防尘帽。

(2)调整视度。

(3)对焦。

2.球镜顶焦度的测量和光学中心确定

(1)将被测镜片置于镜片台上。

(2)移动镜片,使镜片中心和光轴中心大致重合。

(3)打开固定镜片的导杆开关钮,使固定镜片的接触圈压紧镜片。

(4)转动顶焦度测量手轮,调节到视场中出现绿色的"十"字线最清晰为止,此时手轮上的读数即为该镜片的顶焦度。

(5)这时将活动分划图像的"十"字中心与望远镜分划的"十"字中心对正,用打点器在镜片表面打印三个印点。其中间的印点即为镜片的光学中心。

3.柱镜顶焦度、轴位的测定和光学中心确定

(1)将被测镜片置于镜片台上。

(2)转动顶焦度测量手轮,调节至出现12个小点拉成倾斜的立体圆筒形止。

(3)转动散光轴测量手轮,使两根粗的绿色分划线调至清晰,中心断线连成光滑直线,并与倾斜的立体圆筒形相平行。该位置为柱镜轴位角度,顶焦度测量手轮上可读得第一个顶焦度数据(顶焦度大的数值),即柱镜顶焦度。例如:$C=-4.00\times30$。

（4）转动顶焦度测量手轮，调至三根绿色细线清晰，中心断线连成光滑直线，并与倾斜的立体圆筒形相平行。可读得第二个顶焦度数据（顶焦度小的数值），即柱镜顶焦度。例如：C=−2.00×120，

（5）将第二个数据作为球镜度数。因此，可根据（柱镜顶焦度）−（球镜顶焦度）=散光度数，求得该镜片的散光度数。例如：散光度数=（−4.00）−（−2.00）= −2.00 D，即：S=2.00/C−2.00×30

（6）标记散光轴位时，调节散光轴测量手轮，首先调到顶焦度大的位置上，此时旋转镜片，使镜片的散光轴位于水平方向。在镜片上打印三个印点做标记，其中间的印点，即为该镜片的光学中心。将三个印点连成一直线，即为该镜片的散光轴（标轴法）。也可以旋转镜片，使镜片的散光轴位于所需方向，用打印机构在镜片上打印三个印点做标记，将三个印点连成一直线，即为该镜片的加工基准线（基准线法）。

4.用自动焦度计重复上述操作步骤。

【注意事项】

1.焦度计使用完毕及时盖上防尘帽，以防进入灰尘影响精确度。

2.焦度计使用完毕及时关闭电源以防过热烧坏光源。

3.不可以用手直接接触光学系统镜面部分。

【考评标准】

名称：使用焦度计测量和标记镜片　　　　时间：5 min　　　　得分：_____

工作步骤	工作内容	分值	评分细则	得分
工作准备	1.着工作装，仪表端庄	1	不符合要求全扣	
	2.准备器材	2	少一样扣1分	
	3.连上电源	1	忘记扣1分	
	4.打开防尘帽	3	忘记扣3分	
	5.调整视度	5	不熟练扣2分，不会者全扣	
	6.打开电源、对焦	3	不熟练扣2分，不会者全扣	
工作过程	1.测量和标记球镜镜片			
	（1）放置镜片	5	镜片放反全扣	
	（2）旋转度数旋钮至看到光标	5	旋转太快扣2分	
	（3）移动镜片，对焦	5	不熟练扣2分，未动者全扣	
	（4）精调度数旋钮	5	酌情给分	
	（5）读数	10	读数不准确扣3分，不会读全扣	
	（6）标记光心	2	未标记全扣，标不准扣1分	

续表

工作步骤	工作内容	分值	评分细则	得分
工作过程	2.测量和标记柱镜镜片			
	（1）放置镜片	3	镜片放反全扣	
	（2）旋转度数旋钮至看到光标	10	旋转太快扣2分	
	（3）旋转、移动镜片至三根绿色细线清晰，读数1		不熟练扣2分，未动者全扣	
	（4）再旋转度数旋钮至另三根绿色细线清晰，读数2	5	不熟练扣2分，未动者全扣	
	（5）记录数据	10	记错全扣	
	（6）标记光心和轴	10	未标记全扣	
	（7）标示光心和基准线	5	未标记全扣	
工作结束	1.旋钮归位	3	未归位全扣	
	2.关闭电源	2	未关电源全扣	
	3.盖上防尘帽	2	忘记或丢失全扣	
	4.清理工作台	3	缺少物品全扣	
总评		100	1.不会对焦者本项目不合格 2.镜片放反者本项目不合格 3.不会记录柱镜镜片度数者本项目不合格 4.不会标记柱镜镜片轴者本项目不合格	

实训项目四　镜架尺寸的测量

【实训目的】

学会测量镜架的尺寸。掌握镜架规格尺寸的含义及应用。工作认真、精益求精。

【相关知识】

眼镜架的规格尺寸是由镜圈、鼻梁和镜腿三部分组成。

镜圈和鼻梁规格尺寸的表示方法采用方框法或基准线两种。

镜架几何中心水平距是指从右眼镜圈几何中心点到左眼镜圈几何中心点之间的距离，其数值与该镜架镜圈和鼻梁尺寸之和相等。

镜架几何中心是装配眼镜时确定镜片光学中心位置的基准点，两几何中心连线是装配眼镜时的基准线。

【实训准备与计划学时】

1. 实训准备

（1）器材：瞳距尺、眼镜架、标记笔、白纸。

（2）检查者：工作衣，实训报告册，签字笔，实训指导书。

2. 计划学时：2 学时。

【操作步骤和方法】

1. 左手拿着镜架的右眼镜圈，右手拇指和示指拿着瞳距尺，并将镜架置于眼前 33 cm 左右的位置。

2. 将瞳距尺水平放置在镜圈的水平中心线上。

3. 先闭上右眼，用左眼将瞳距尺的"零位"对准右眼镜圈鼻侧的内缘处。

4. 然后睁开右眼，再闭上左眼，用右眼对准左眼镜圈颞侧的内缘处，并读出其数值，即为基准线法的镜架几何中心水平距离。

5. 在白纸上固定镜架，贴内缘划出两个镜圈。

6. 划出与两个镜圈相切的矩形。

7. 测量镜圈和鼻梁水平尺寸，两者相加即为方框法的镜架几何中心水平距离。

【注意事项】

1. 使用瞳距尺测量时，一定以镜圈水平中心线为基准，从右眼镜圈鼻梁的内缘处开始测到左眼镜圈颞侧的内缘处。

2. 瞳距尺"零位"找准后，一定拿稳瞳距尺，切勿左右移动，以免造成误差。

【考评标准】

名称：镜架尺寸的测量　　　　时间：3 min　　　　得分：＿＿＿＿＿

工作步骤	工作内容	分值	评分细则	得分
工作准备	1. 着工作装，仪表端庄	5	不符合要求全扣	
	2. 准备器材	5	少一样扣 1 分	
工作过程	1. 放置瞳距尺	15	瞳距尺位置放错全扣	
	2. 读右侧数值	20	不熟练扣 5 分	
	3. 读左侧数值	20	不熟练扣 5 分	
	4. 记录几何中心矩	10	不会计算或算错全扣	
	5. 画图	10	不熟练扣 5 分	
	6. 在图上测量几何中心矩	10	不会或算错全扣	
工作结束	器材归位	5	器材归位不全全扣	
总评		100	瞳距尺位置放错者本项目不合格	

实训项目五　确定眼镜的加工基准

【实训目的】

学会确定眼镜的加工基准。掌握加工眼镜时确定移动量的方法。培养学生细心、严谨、认真的作风和产品质量意识。

【相关知识】

眼镜加工的基准指镜片相对镜架在眼镜加工时发生的位移,以镜架的几何中心和镜框水平等分线为基准,分为基准点和基准线。

眼镜加工的基准点指镜片的光学中心相对镜架的几何中心发生的位移。水平移心量 X＝FPD－PD。垂直方向上一般将镜片的光学中心置于镜框水平等分线上 2 mm 处。

眼镜加工的基准线即镜框水平等分线,加工散光眼镜时镜片的基准线要保持与镜框水平等分线相平行才能确保眼镜散光轴位符合处方要求。

【实训准备与计划学时】

1. 实训准备

(1)器材:焦度计、定中心板、定中心仪、标记笔、瞳距尺、眼镜架、球镜镜片、球柱镜镜片。

(2)检查者:工作衣,实训报告册,签字笔,实训指导书。

2. 计划学时:2 学时。

【操作步骤和方法】

1. 选择眼镜处方。

2. 根据处方选定球镜镜片和球柱镜镜片,标注右眼、左眼用镜片。

3. 用焦度计验证度数,标出镜片的光学中心和加工基准线。

4. 测量或计算镜架的几何中心距,计算水平移心量。

5. 在定中心板或定中心仪上标注镜片光学中心应放置的位置,即水平移心后再上移 2 mm。

6. 凸面向上放置镜片,使之光学中心与定中心板或定中心仪所标注镜片位置重合,镜片的基准线与定中心板或定中心仪上的基准线平行,固定镜片。

7. 镜片上鼻侧做标记。

【注意事项】

1. 使用定中心板,要保证视线与定中心板垂直观察以减少误差。

2. 清洁定中心仪时,应使用软毛刷或软布擦拭刻度面板和视窗板,切勿用硬布料等擦拭面板,以免损坏。

3. 当照明灯不亮时,应先检查电源插座上的保险丝,再检查照明灯泡,检查和更换照明灯泡应先拧下护圈。需每周在压杆活动配合处加入少量润滑油。

【考评标准】

名称:确定眼镜的加工基准　　　时间:5 min　　　得分:_____

工作步骤	工作内容	分值	评分细则	得分
工作准备	1. 着工作装,仪表端庄	5	不符合要求全扣	
	2. 准备器材	5	少一样扣1分	
工作过程	1. 选择眼镜处方	5	未看处方全扣	
	2. 选定球镜镜片或球柱镜镜片,标注右眼、左眼用镜片	10	未标注全扣	
	3. 用焦度计验证度数,标出镜片的光学中心和加工基准线	10	未验证度数扣5分,未标记全扣	
	4. 测量或计算镜架的几何中心距	5	不会者全扣	
	5. 确定移心量	10	不会者全扣	
	6. 放置镜片	10	镜片放反全扣	
	7. 移心	20	方向错全扣,不熟练扣5分	
	8. 标记镜片	10	未标记全扣	
工作结束	1. 关闭电源	5	未关电源全扣	
	2. 器材归位、整理台面	5	少一样扣1分	
总评		100	不会确定移心量者本项目不合格	

实训项目六　金属全框镜架玻璃镜片眼镜的手工加工与装配

【实训目的】

学会金属全框镜架玻璃镜片眼镜的手工加工与装配。掌握眼镜加工装配的基本程序和方法。培养学生的动手能力、手感、技术操作悟性,使其工作程序规范、质量意识高。

【相关知识】

加工眼镜时首先根据验光处方选定符合右眼和左眼屈光矫正度数的镜片,而后标记其光学中心和散光轴,并标明镜片所用眼及鼻侧标志。再根据瞳距和验光所得散光轴向确定镜片的加工基准点和基准线。在没有特殊要求的情况下,要保证加工装配好的眼镜的光学中心正对瞳孔中心位置、散光轴向与验光处方一致。

【实训准备与计划学时】

1. 实训准备

（1）器材：玻璃刀、焦度计、瞳距尺、咬钳、剪钳、标记笔、螺丝刀、定中心板、手动磨边机、抛光机、金属全框镜架，玻璃球镜镜片、柱镜镜片或球柱镜镜片。

（2）检查者：戴防护眼镜，工作衣，实训报告册，签字笔，实训指导书。

2. 计划学时：2学时。

【操作步骤和方法】

1. 根据镜框制作模板。

2. 检测、标记镜片。

3. 根据眼镜处方在模板上标出加工基准点和基准线。

4. 镜片与模板加工基准点和基准线相对应，在镜片上画模板轮廓。

5. 划片。

6. 瓣边。

7. 钳边。

8. 磨平边。

9. 磨尖边。

10. 倒棱。

11. 抛光。

12. 装片。

【注意事项】

1. 加工镜片时要戴上防护镜以防玻璃碎屑溅入眼内。

2. 瓣边和钳边要面向墙角并放低以防飞溅的玻璃碎屑伤人。

【考评标准】

名称：**金属全框眼镜的手工加工与装配**　　　　时间：20 min　　　　得分：＿＿＿＿

工作步骤	工作内容	分值	评分细则	得分
工作准备	1. 着工作装，仪表端庄	2	不符合要求全扣	
	2. 准备器材	5	少一样扣1分	
	3. 戴防护眼镜	3	不戴防护眼镜全扣	
工作过程	1. 制作模板	2	酌情给分	
	2. 检测、标记镜片	3	不做全扣，少标记全扣	
	3. 在模板上标出加工基准点和基准线	5	未标全扣	
	4. 画模板轮廓	5	酌情给分	
	5. 划片	10	不熟练或划不透扣5分，划透满分	

续表

工作步骤	工作内容	分值	评分细则	得分
工作过程	6.瓣边	5	不整齐扣2分,碎片全扣	
	7.钳边	10	不整齐扣3分,碎片全扣	
	8.磨平边	10	不熟练扣3分,不整齐扣5分	
	9.磨尖边	10	不熟练扣3分,不整齐扣5分	
	10.倒棱	10	不熟练扣3分,不整齐扣5分	
	11.抛光	5	不做全扣	
	12.卸装螺丝、装片	5	不熟练扣2分	
工作结束	1.器材归位、清理台面	5	少一样扣1分,没清理台面全扣	
	2.检测眼镜	5	不检测全扣	
总评		100	所装配眼镜不合格本项目不合格	

实训项目七 塑料全框镜架玻璃镜片眼镜的手工加工与装配

【实训目的】

学会塑料全框镜架玻璃镜片眼镜的手工加工与装配。掌握眼镜加工装配的基本程序和方法。培养学生的动手能力、手感、技术操作悟性,使其工作程序规范、质量意识高。

【相关知识】

塑料镜架加热后有一定的可塑性,安装镜片时利用塑料镜架的这一特点用烤灯将镜圈加热到一定温度使镜圈放大,趁机植入镜片,再将镜圈冷却恢复原状,镜片就固定了下来。

【实训准备与计划学时】

1.实训准备

(1)器材:玻璃刀、焦度计、瞳距尺、咬钳、剪钳、标记笔、烘热器、定中心板、手动磨边机、抛光机、塑料全框镜架,玻璃球镜镜片、柱镜镜片或球柱镜镜片。

(2)检查者:戴防护眼镜,工作衣,实训报告册,签字笔,实训指导书。

2.计划学时:2学时。

【操作步骤和方法】

1.根据镜框制作模板。

2.检测、标记镜片。

3.根据眼镜处方在模板上标出加工基准点和基准线。

4.镜片与模板加工基准点和基准线相对应,在镜片上画模板轮廓。

5.划片。

6.瓣边。

7. 钳边。

8. 磨平边。

9. 磨尖边。

10. 倒棱。

11. 抛光。

12. 烘烤镜架、装片。

【注意事项】

1. 不能用金属器具夹持镜架,以免损坏镜架。

2. 烤灯应注意防水以防潮湿漏电。烘烤时,左手持镜架一端,使要装入镜片所对应的镜圈均匀受热,并不断翻动。移动加热部位,注意不要加热鼻梁部分。右手在镜圈表面测温,并用手指轻轻弯曲镜圈。当这只手不能忍耐时,将镜架移开,并用手抚摩镜圈表面确认受热均匀,而后再加热。直至用手感觉镜圈软化至可装镜片为止。

3. 装片时,从镜圈外侧先将镜片鼻侧及上半部装入镜圈槽内。两手拇指将镜片下部按下,同时两手其余手指向外翻拉镜圈下边缘,将镜片下部也装入镜圈内。

【考评标准】

名称:<u>塑料全框眼镜的手工加工装配</u>　　　　时间:20 min　　　得分:_____

工作步骤	工作内容	分值	评分细则	得分
工作准备	1. 着工作装,仪表端庄	2	不符合要求全扣	
	2. 准备器材	5	少一样扣1分	
	3. 戴防护眼镜	3	不戴防护眼镜全扣	
工作过程	1. 制作模板	2	酌情给分	
	2. 检测、标记镜片	3	不做全扣。少标记全扣	
	3. 在模板上标出加工基准点和基准线	5	未标全扣	
	4. 画模板轮廓	5	酌情给分	
	5. 划片	10	不熟练或划不透扣5分。划透不扣分	
	6. 瓣边	5	不整齐扣2分,碎片全扣	
	7. 钳边	10	不整齐扣3分,碎片全扣	
	8. 磨平边	10	不熟练扣3分,不整齐扣5分	
	9. 磨尖边	10	不熟练扣3分,不整齐扣5分	
	10. 倒棱	10	不熟练扣3分,不整齐扣5分	
	11. 抛光	5	不做全扣	
	12. 烘烤镜架、装片	5	不熟练扣2分,烤坏镜架全扣	
工作结束	1. 器材归位、清理台面	5	少一样扣1分	
	2. 检测眼镜	5	不检测全扣	
总评			所装配眼镜不合格者本项目不合格	

实训项目八　全框眼镜的自动加工与装配

【实训目的】

学会使用自动磨边机加工装配眼镜。掌握眼镜自动加工程序。善于利用设备、爱护设备,判断思维能力强,工作规范认真。

【相关知识】

眼镜的自动加工分半自动磨边和全自动磨边。半自动磨边由模板机、定中心仪、磨边机三个设备分别完成制作模版、定加工中心、磨制镜片工作;全自动磨边机一台设备即可完成定中心和镜片加工工作,利用扫描得出镜圈数据而不需要制作模版。

【实训准备与计划学时】

1. 实训准备

(1)器材:焦度计、瞳距尺、标记笔、螺丝刀、定中心仪、烘热器、手动磨边机、半自动磨边机、吸盘、全自动磨边机、全框眼镜架、球镜镜片、柱镜镜片或球柱镜镜片、模板坯。

(2)检查者:戴防护眼镜,工作衣,实训报告册,签字笔,实训指导书。

2. 计划学时:2 学时。

【操作步骤和方法】

1. 眼镜的半自动加工

(1)制作模板。

(2)根据处方选定镜片、标记镜片。

(3)定中心仪上确定加工基准,固定镜片,安放吸盘。

(4)将模板和右眼镜片置于半自动磨边机上。

(5)选择合适的压力和镜片夹持力。

(6)根据镜架、镜片类型选择磨片参数。

(7)启动磨边。

(8)磨边结束取下右眼镜片,先勿卸吸盘,与镜圈比较,必要时重磨。

(9)手工倒棱、抛光。

(10)翻转模板,同上法磨制左眼镜片。

2. 眼镜的全自动加工

(1)根据处方选定镜片、标记镜片。

(2)放置镜架,扫描镜架。

(3)放置右眼镜片,移心,吸附、固定镜片。

(4)根据镜架、镜片类型选择磨片参数。

(5)启动磨边。

(6)同法磨制左眼镜片。

3. 装配眼镜。

【注意事项】

1. 半自动磨边时压力和镜片夹持力要适度。压力大时磨片速度快但镜片易滑移造成偏心和偏轴;镜片夹持力太大易夹碎镜片,镜片夹持力太小也易滑移造成偏心和偏轴。

2. 半自动磨边翻转模板时勿旋转。

3. 磨边机工作完毕勿立即盖上罩,要等内部潮气挥发干燥后再盖上,以免部件腐蚀损坏。需及时更换清水以防碎屑堵塞进水口。

【考评标准】

名称:全框眼镜的自动加工与装配　　　时间:15 min　　　得分:_____

工作步骤	工作内容	分值	评分细则	得分
工作准备	1. 着工作装,仪表端庄	2	不符合要求全扣	
	2. 准备器材	3	少一样扣1分	
工作过程	1. 眼镜半自动加工			
	(1)制作模板	5	酌情给分	
	(2)选定、标记镜片	2	酌情给分	
	(3)移心、固定镜片	3	不移心全扣	
	(4)放置模板和右眼镜片	15	放置错误全扣	
	(5)选择压力和夹持力	2	未做全扣	
	(6)选择磨片参数	3	未做全扣	
	(7)启动磨边	2	损坏镜片扣1分	
	(8)与镜圈比较	3	不熟练扣3分	
	(9)手工倒棱、抛光	5	放置错误全扣	
	(10)翻转模板,磨制左眼镜片	15	酌情给分	
	2. 全自动加工			
	(1)选定、标记镜片	2	酌情给分	
	(2)放置、扫描镜架	3	放置错误全扣	
	(3)放置右眼镜片,移心,吸附、固定镜片	10	未做全扣	
	(4)选择磨片参数	2	酌情给分	
	(5)启动磨边	2	镜片放反全扣	
	(6)同法磨制眼镜片	5	酌情给分	
	3. 装配眼镜	10	不熟练扣5分	
工作结束	1. 器材归位	2	少一样扣1分	
	2. 清理机器、台面	2	不盖盖扣2分,台面不整洁扣2分	
	3. 检测眼镜	2	不检测全扣	
总评		100	配装眼镜不合格者,本项目不合格	

实训项目九　半框眼镜的加工与装配

【实训目的】

学会加工装配半框眼镜。掌握半框眼镜槽位选择方法。善于观察、判断,技术操作悟性高,工作规范意识和严格的产品质量意识。

【相关知识】

半框眼镜由尼龙丝卡在镜片凹槽内固定镜片。镜片凹槽分中心槽、前弧槽和后弧槽三类。中心槽适用于中低度近视、远视镜片及平光镜片;前弧槽适用于高度近视镜片、高度近视及含高度散光镜片;后弧槽适用于高度远视镜片、双焦眼镜片。凹槽深度一般为0.3 mm。

【实训准备与计划学时】

1. 实训准备

(1)器材:焦度计、瞳距尺、标记笔、螺丝刀、定中心仪、烘热器、手动磨边机、半自动磨边机、吸盘、全自动磨边机、开槽机、尼龙丝拉钩、半框眼镜架、球镜镜片、柱镜镜片或球柱镜镜片、模板坯、尼龙拉丝、细彩条。

(2)检查者:工作衣,实训报告册,签字笔,实训指导书。

2. 计划学时:4 学时。

【操作步骤和方法】

1. 制作模板、选择并标记镜片、移心、磨制镜片平边、倒棱。

2. 使用沟槽机开出沟槽

(1)设定沟槽的类型。

(2)设定沟槽的前后位置。

(3)开出沟槽。

3. 安装镜片,用尼龙丝拉钩或细彩条拉上尼龙拉丝固定镜片。

【注意事项】

1. 槽的位置与镜片前表面的距离不小于 1.0 mm。

2. 注意保护镜片表面避免划伤。

3. 注意保持开槽机排水通畅以防漏电。

【考评标准】

名称:半框眼镜的加工与装配　　　　时间:15 min　　　　得分:_____

工作步骤	工作内容	分值	评分细则	得分
工作准备	1.着工作装,仪表端庄	2	不符合要求全扣	
	2.准备器材	2	少一样扣1分	
工作过程	1.制作模板、选择并标记镜片、移心、磨制镜片平边	20	不熟练扣5分,损坏镜片扣5分	
	2.设定沟槽的类型	30	不熟练扣5分,不会全扣	
	3.设定沟槽的前后位置	15	不熟练扣5分,不会全扣	
	4.开出沟槽	10	酌情给分	
	5.安装镜片	15	不熟练扣5分	
工作结束	1.器材归位	2	少一样扣1分	
	2.清理机器、台面	2	台面不洁扣2分	
	3.检测眼镜	2	不检测全扣	
总评		100	配装眼镜不合格者本项目不合格	

实训项目十　无框眼镜的加工与装配

【实训目的】

学会加工装配无框眼镜。掌握无框眼镜结构特点和装配步骤。善于观察、判断,技术操作悟性好,动手技巧性强,工作规范意识和严格的产品质量意识。

【相关知识】

无框眼镜镜片由螺丝固定在镜架鼻梁和镜腿桩头上,省略了镜圈,大大减轻了眼镜的重量。无框眼镜架的桩头和鼻梁有安装在镜片前表面和镜片后表面两种类型。高度近视屈光不正和两眼近视度数不同者选择无框眼镜架时,特别是两镜片近视度数相差较大的情况下,两镜片边缘厚度差异更明显。所以应选择桩头和鼻梁在镜片前表面的镜架,避免镜片厚度突出而影响了美观。高度远视屈光不正者选择无框镜架时,应选择桩头和鼻梁在镜片后表面的镜架,否则镜面角弯度过大,影响镜腿张开的角度,严重时影响眼镜的使用。

【实训准备与计划学时】

1.实训准备

(1)器材:焦度计、瞳距尺、标记笔、螺丝刀、定心仪、烘热器、手动磨边机、半自动磨边机、吸盘、全自动磨边机、打孔机、无框眼镜架、球镜镜片、柱镜镜片或球柱镜镜片、模板坯。

（2）检查者：束起长发，工作衣，实训报告册，签字笔，实训指导书。

2.计划学时：2 学时。

【操作步骤和方法】

1.制作模板、选择并标记镜片、移心、磨制镜片平边、倒棱。

2.在镜片做出打孔参考标记。

3.打鼻侧孔。

4.用锥形锉在孔的两侧倒棱。

5.将两镜片装配在鼻梁上。

6.打颞侧孔。

7.装配镜腿。

【注意事项】

1.要检查钻头本身的质量，检查钻头与钻孔机的同心性和稳定性，以保证钻孔质量和人身安全。

2.头发较长者，应有劳保措施，钻孔时不得戴手套。

【考评标准】

名称：<u>无框眼镜的加工与装配</u>　　　时间：<u>15 min</u>　　　得分：_____

工作步骤	工作内容	分值	评分细则	得分
工作准备	1. 着工作装，仪表端庄	2	不符合要求全扣	
	2. 准备器材	2	少一样扣1分	
工作过程	1. 制作模板、选择并标记镜片、移心、磨制镜片平边	10	不熟练扣5分，损坏镜片扣5分	
	2. 做打孔参考标记	10	不熟练扣5分，不会全扣	
	3. 打鼻侧孔	15	不熟练扣5分，不会全扣	
	4. 倒棱	10	未做全扣	
	5. 将两镜片装配在鼻梁上	15	不熟练扣5分	
	6. 打颞侧孔	15	不熟练扣5分，不会全扣	
	7. 装配镜腿	15	不熟练扣5分	
工作结束	1. 器材归位	2	少一样扣1分	
	2. 清理机器、台面	2	台面不洁扣2分	
	3. 检测眼镜	2	不检测全扣	
总评		100	配装眼镜不合格者本项目不合格	

实训项目十一　眉毛镜的加工与装配

【实训目的】

学会加工装配眉毛镜。掌握眉毛镜结构特点和装配步骤。善于观察、判断,技术操作悟性好,动手技巧性强,工作规范意识和严格的产品质量意识。

【相关知识】

在金属镜框的上端镶塑料帽的眼镜架称眉毛镜架。眉毛镜架适用于眉毛较浅、较稀或度数较高的人群,可以装饰眉毛或掩盖镜片较厚的边缘。

【实训准备与计划学时】

1.实训准备

(1)器材:焦度计、瞳距尺、标记笔、螺丝刀、定中心仪、烘热器、手动磨边机、半自动磨边机、吸盘、全自动磨边机、眉毛镜框眼镜架、球镜镜片、柱镜镜片或球柱镜镜片、模板坯。

(2)检查者:工作衣,实训报告册,签字笔,实训指导书。

2.计划学时:2学时。

【操作步骤和方法】

1.卸下塑料帽。

2.制作模板、选择并标记镜片、移心、磨制镜片尖边、倒棱。

3.装片。

4.加热软化塑料帽。

5.快速镶上塑料帽,固定。

【注意事项】

1.镶嵌塑料帽要快。

2.塑料帽与镜片有抵触时用刀片削去塑料帽多余部分。

【考评标准】

名称:眉毛镜的加工与装配　　　　　时间:15 min　　　　　得分:_____

工作步骤	工作内容	分值	评分细则	得分
工作准备	1.着工作装,仪表端庄	2	不符合要求全扣	
	2.准备器材	2	少一样扣1分	

续表

工作步骤	工作内容	分值	评分细则	得分
工作过程	1.卸下塑料帽	10	不熟练扣5分,卸不下全扣	
	2.磨制镜片	20	不熟练扣10分,损坏镜片扣5分	
	3.装片	10	不熟练扣5分,装不上全扣	
	4.加热塑料帽	20	不熟练扣10分,变形全扣	
	5.镶上塑料帽	30	不熟练扣10分,装不上全扣	
工作结束	1.器材归位	2	少一样扣1分	
	2.清理机器、台面	2	台面不洁扣2分	
	3.检测眼镜	2	不检测全扣	
总评		100	配装眼镜不合格,本项目不合格	

实训项目十二 双光眼镜的加工与装配

【实训目的】

学会加工装配双光眼镜。掌握双光眼镜的结构特点和装配步骤。细心,善于观察、判断,技术操作悟性好,动手技巧性强,工作规范意识和严格的产品质量意识。

【相关知识】

双光眼镜装配的关键是确定子片位置。子片定位准确,配戴者才能获得清晰的远近视力和足够的远近视野。考虑子片的定位时,要分别从垂直和水平方向来考虑。在垂直方向,要求子片顶位置以下眼睑缘参照。如果所配戴的双光镜是主要用来看近的,则子片顶部需要定位比下眼睑缘偏高一点,即在瞳孔下缘和虹膜下缘的中点;如果双光镜近用区只是偶尔使用,那么子片顶部位置比通常情况要低3~5 mm。在水平方向上,子片基点相对远用光学中心内移2.0~2.5 mm。

【实训准备与计划学时】

1.实训准备

(1)器材:焦度计、瞳距尺、标记笔、螺丝刀、定中心仪、烘热器、手动磨边机、半自动磨边机、吸盘、全自动磨边机、眼镜架、双光镜片。

(2)检查者:工作衣,实训报告册,签字笔,备双光镜处方实训指导书。

2.计划学时:2学时。

【操作步骤和方法】

1.确定子片基点位置

(1)制造模板,定出近用瞳距的点。

(2)标记、测量下眼睑缘高度,计算出加工高度。

（3）在模板上划与下眼睑缘相切水平线。

（4）沿近用瞳距的点划垂线与水平线相交，交点为基点位置。

2. 确定双光镜片基点

（1）放正镜片，做子片内、外侧切线。

（2）取子片顶切线。

（3）子片内、外侧切线内子片顶切线中点为双光镜片基点。

3. 加工装配

（1）定远用光学中心位置。

（2）双光镜片基点与模板基点位置重合。

（3）加工镜片。

（4）装配眼镜。

【注意事项】

注意讲解双光眼镜使用方式。

【考评标准】

名称：双光眼镜的加工与装配　　时间：20 min　　得分：_____

工作步骤	工作内容	分值	评分细则	得分
工作准备	1. 着工作装，仪表端庄	4	不符合要求全扣	
	2. 准备器材	4	少一样扣1分	
工作过程	1. 确定子片基点位置			
	（1）制造模板	5	不熟练扣2分	
	（2）标记下眼睑缘	10	不熟练扣3分，不会者全扣	
	（3）定基点位置	20	不准确扣5分，不会者全扣	
	2. 确定双光镜片基点			
	（1）做子片切线	10	不准确扣5分，不会者全扣	
	（2）取镜片基点	15	不准确扣5分，不会者全扣	
	3. 加工装配			
	（1）定远用光学中心位置	5	不熟练扣2分，不会者全扣	
	（2）定基点位置	15	不准确扣5分，不会者全扣	
	（3）加工镜片	5	不熟练扣2分，损坏镜片扣3分	
	（4）装配眼镜	5	不熟练扣2分，不会者全扣	
工作结束	1. 器材归位	4	少一样扣1分	
	2. 清理机器、台面	4	台面不洁扣2分	
	3. 检测眼镜	4	不检测全扣	
总评		100	配装眼镜不合格者本项目不合格	

实训项目十三 | 渐变焦眼镜的加工与装配

【实训目的】

学会加工装配渐变焦眼镜。掌握渐变焦眼镜的结构特点和装配步骤,熟悉渐变多焦点镜片的表面标记。培养学生细心、认真的习惯,培养工作规范意识和严格的产品质量意识。

【相关知识】

渐变焦镜片上的标记有可以去除的临时性标记(显形标记)和不可去除的激光永久性标记(隐形标记)。前者有远用参考圈、配镜"十"字、水平标志线、棱镜参考点、近用参考圈;后者有隐性刻印、近用附加度、商标和材料等。装配时必须保证配镜"十"字正对视远状态下瞳孔中心位置。

【实训准备与计划学时】

1. 实训准备

(1)器材:焦度计、瞳距尺、标记笔、螺丝刀、定中心仪、烘热器、手动磨边机、半自动磨边机、吸盘、全自动磨边机、测量卡、笔灯、眼镜架、渐变焦镜片、模板坯。

(2)检查者:工作衣,实训报告册,签字笔,实训指导书。

2. 计划学时:2 学时。

【操作步骤和方法】

1. 核对镜片。

2. 镜架撑片上标记视远状态下瞳孔中心位置。

3. 测量单眼瞳距、瞳高。

4. 分别计算右眼、左眼移心量,确定配镜"十"字位置。

5. 保持配镜"十"字、水平标志线正位状态下移心。

6. 制作模板,固定、加工、装配镜片。

7. 试戴、核对配镜"十"字、水平标志线位置。

8. 擦去显形标记,指导使用方法。

【注意事项】

1. 必须测量单眼瞳距。

2. 认真指导使用方法。

【考评标准】

名称:渐变焦眼镜的加工与装配　　　　时间:20 min　　　　得分:＿＿＿＿

工作步骤	工作内容	分值	评分细则	得分
工作准备	1.着工作装,仪表端庄	4	不符合要求全扣	
	2.准备器材	4	少一样扣1分	
工作过程	1.核对镜片	10	少一样扣2分,没做全扣	
	2.标记瞳孔中心位置	10	不熟练扣5分,不会者全扣	
	3.测单眼瞳距、瞳高	10	不熟练扣5分,不会者全扣	
	4.移心、固定镜片	15	不熟练扣5分,不会者全扣	
	5.制作模板、加工、装配镜片	10	不熟练扣5分,损坏1只镜片扣5分,两眼装反全扣	
	6.试戴、核对	15	不熟练扣5分,没做全扣	
	7.擦去显形标记,指导使用方法	10	不熟练扣5分,没做全扣	
工作结束	1.器材归位	4	少一样扣1分	
	2.清理机器、台面	4	台面不洁扣2分	
	3.检测眼镜	4	不检测全扣	
总评		100	配装眼镜不合格,本项目不合格	

实训项目十四　棱镜眼镜的加工与装配

【实训目的】

学会加工和装配棱镜眼镜及具有棱镜效果的眼镜。掌握棱镜眼镜的结构特点和装配步骤,球面透镜移心与棱镜效果的关系。培养学生细心、认真、会思考的工作习惯,爱心和职业成就感。

【相关知识】

棱镜能使入射光生偏斜,主要用于斜视矫正、解决眼外肌不协调等眼科问题。由屈光不正者也可以通过球面透镜移心产生的棱镜效果达到同样的目的。棱镜处方包括所需棱镜度和棱镜基底方向两个方面。

【实训准备与计划学时】

1.实训准备

(1)器材:焦度计、瞳距尺、标记笔、螺丝刀、定中心仪、烘热器、手动磨边机、半自动磨边机、吸盘、全自动磨边机、眼镜架、棱镜镜片、球镜镜片、模板坯。

(2)检查者:工作衣,实训报告册,签字笔,备棱镜处方、实训指导书。

2.计划学时:2 学时。

【操作步骤和方法】

1.棱镜眼镜的加工与装配

(1)用焦度计检测棱镜镜片的棱镜度。

(2)旋转镜片至基底在处方方向,打印基准点和基准线,标出眼别、鼻侧标记。

(3)向上移心 1.5~2.0 mm,固定镜片。

(4)加工、装配镜片。

2.通过球面透镜移心加工棱镜眼镜

(1)根据所需棱镜度和球面镜度数计算所需移心量。

(2)判断移心方向。

(3)标记镜片。

(4)移心、固定、加工、装配镜片。

【注意事项】

1.在使用镜片焦度计测量合成棱镜的底向的角度,要借助镜片光学量角规来确定。

2.用镜片焦度计和电脑查片机测量棱镜范围为 $5^\triangle$,如大于 $5^\triangle$ 要用棱镜中和法进行测量。

3.含有棱镜度镜片的中心移位,是以棱镜镜片加工中心,根据镜框尺寸与瞳距大小作相应的移心。

【考评标准】

名称:棱镜眼镜的加工与装配　　　　时间:15 min　　　　得分:_____

工作步骤	工作内容	分值	评分细则	得分
工作准备	1.着工作装,仪表端庄	2	不符合要求全扣	
	2.准备器材	2	少一样扣1分	
工作过程	1.棱镜眼镜的加工与装配			
	(1)检测棱镜镜片	10	不熟练扣3分,没做或不会全扣	
	(2)打印、标记	15	不熟练扣3分,不会全扣	
	(3)移心、固定镜片	15	不熟练扣3分,不会全扣	
	(4)加工、装配镜片	10	不熟练扣3分,损坏1只镜片扣5分	
	2.通过球面透镜移心加工棱镜眼镜			
	(1)计算移心量、移心方向	20	不熟练扣10分,不会全扣	
	(2)标记镜片	10	不熟练扣3分,不会全扣	
	(3)移心、固定、加工、装配镜片	10	不熟练扣3分,损坏1只镜片扣5分	
工作结束	1.器材归位	2	少一样扣1分	
	2.清理机器、台面	2	台面不洁扣2分	
	3.检测眼镜	2	不检测全扣	
总评		100	配装眼镜不合格者本项目不合格	

实训项目十五 偏光眼镜的加工与装配

【实训目的】

学会加工和装配偏光眼镜。掌握偏光眼镜的结构特点和装配步骤;熟悉偏光眼镜的光学特点及用途。培养学生细心、认真、会思考的工作习惯,职业拓展能力。

【相关知识】

偏光镜能有效地排除和滤出光束中的散射光线,使光线能于正规之透光轴投入眼睛,形成视觉影像,使视野清晰自然,有如百叶窗的原理。光线被调整成同向光而进入室内,自然使景物看起来柔和而不刺眼。

【实训准备与计划学时】

1. 实训准备

(1)器材:焦度计、瞳距尺、标记笔、螺丝刀、定中心仪、烘热器、手动磨边机、半自动磨边机、吸盘、全自动磨边机、眼镜架、偏光镜片。

(2)检查者:工作衣,实训报告册,签字笔,实训指导书。

2. 计划学时:2 学时。

【操作步骤和方法】

1. 检测、标记镜片,光栅线置于水平位。

2. 制作模板。

3. 定加工中心。

4. 定加工基准线与光栅线一致。

5. 固定镜片、加工镜片。

6. 装配、保持光栅线于水平位。

【注意事项】

1. 有散光者需根据验光处方定制镜片,散光镜片要提供轴向。被检者只有一片是散光,另一片也要定做,避免定做片和现存货生产批号不一致,可能产生表面镀膜有差异。

2. 镜片磨边时速度要慢,如果速度太快会出现破边现象,尤其是半镜框开槽,无框架打孔,速度不宜过快。

3. 低度数镜片(-1.00 D 以内)在配半框架开槽时,开槽速度要慢,槽不宜太深,尽量避免槽开在偏光膜上。

【考评标准】

名称:偏光眼镜的加工与装配　　　　时间:10 min　　　　得分:_____

工作步骤	工作内容	分值	评分细则	得分
工作准备	1. 着工作装,仪表端庄	2	不符合要求全扣	
	2. 准备器材	2	少一样扣1分	
工作过程	1. 检测、标记镜片	30	不熟练扣5分,光栅线不对全扣	
	2. 制作模板	5	不熟练扣2分	
	3. 定加工中心	15	不熟练扣5分	
	4. 定加工基准线	15	不熟练扣5分,错误全扣	
	5. 固定、加工镜片	10	不熟练扣5分	
	6. 装配	15	不熟练扣5分,光栅线不对全扣	
工作结束	1. 器材归位	2	少一样扣1分	
	2. 清理机器、台面	2	台面不洁扣2分	
	3. 检测眼镜	2	不检测全扣	
总评		100	配装眼镜不合格者本项目不合格	

实训项目十六　功能性眼镜的加工与装配

【实训目的】

学会加工和装配离焦眼镜、棱透眼镜。掌握离焦眼镜、棱透眼镜的结构特点和装配步骤;熟悉离焦眼镜、棱透眼镜的光学特点及用途。细心,善于观察、判断,技术操作悟性好,动手技巧性强,工作规范意识和严格的产品质量意识。

【相关知识】

1. 离焦眼镜　是随着中心区域往边缘厚度的增加,镜片边缘的度数在减小。近距离用眼时成像在视网膜之上,不容易让眼轴变长,从而缓解了视力的疲劳,近视的度数也就不容易加深,从而有效控制近视度数的增长。

2. 棱透眼镜　棱透镜片是指将透镜和棱镜的组合,主要用于改变近距离调节的量和聚散的量。医学主要用于对青少年近视的防控。对于棱透镜片,存在明显的分界线,镜片上半部分主要是远用屈光的作用,一线棱透镜下半部分区域属于组合通镜。一般目前国内一线棱透镜是远用处方的基础上增加+2.00 D,为下半部分的度数。同时在近用光心的基础上,单眼增加了3个BI的棱镜。

【实训准备与计划学时】

1. 实训准备

（1）器材:焦度计、瞳距尺、标记笔、螺丝刀、定中心仪、烘热器、手动磨边机、半自动磨边机、吸盘、全自动磨边机、眼镜架、离焦镜片、棱透镜片。

（2）检查者:工作衣,实训报告册,签字笔,实训指导书。

2. 计划学时:4 学时。

【操作步骤和方法】

1. 离焦镜片的加工

（1）核对镜片。

（2）镜架撑片上标记视远状态下瞳孔中心位置。

（3）测量单眼瞳距、瞳高。

（4）分别计算右眼、左眼移心量。

（5）确定镜片上下方向,以隐形刻印连线 1/2 处为加工配饰点。

（6）保持水平标志线正位状态下移心。

（7）制作模板,固定、加工、装配镜片。

（8）试戴、核对水平标志线位置。

（9）擦去显形标记,指导使用方法。

2. 棱透镜片的加工

（1）核对镜片。

（2）镜架撑片上标记视远状态下瞳孔中心位置。

（3）测量单眼瞳距、瞳高。

（4）分别计算右眼、左眼移心量。

（5）区分左右镜片,保持配镜水平标志线正位状态下移心。

（6）制作模板,固定、加工、装配镜片。

【注意事项】

1. 必须测量单眼瞳距。

2. 认真指导使用方法。

3. 棱透镜片增加基底向内三棱镜（要求鼻侧缘厚）,勿将左右片做反。棱透镜片水平线在加工过程中可能会存在不水平。一旦水平线倾斜,上半部区域如果有散光轴位将发生改变,下半部区域的棱透镜将会发生改变,产生垂直的棱镜,影响戴镜舒适度,且棱透镜片分界线比较明显,会影响美观,所以一旦出现水平线倾斜,认为加工不合格,则需要重新加工。

【考评标准】

名称:<u>离焦镜片的加工</u>　　时间:15 min　　　得分:_____

工作步骤	工作内容	分值	评分细则	得分
工作准备	1. 着工作装,仪表端庄	2	不符合要求全扣	
	2. 准备器材	2	少一样扣1分	
工作过程	1. 核对镜片	10	少一样扣2分,没做全扣	
	2. 标记瞳孔中心位置	10	不熟练扣5分,不会者全扣	
	3. 测量瞳距、瞳高	10	不熟练扣5分,不会者全扣	
	4. 移心	15	不熟练扣5分,不会者全扣	
	5. 制作模板,固定、加工、装配镜片	20	不熟练扣5分,损坏1只镜片扣5分,两眼装反全扣	
	6. 试戴、核对水平标志线位置	15	酌情扣分	
	7. 擦去显形标记,指导使用方法	10	酌情扣分	
工作结束	1. 器材归位	2	少一样扣1分	
	2. 清理机器、台面	2	台面不洁扣2分	
	3. 检测眼镜	2	不检测全扣	
总评		100	配装眼镜不合格者本项目不合格	

名称:<u>棱透镜片的加工</u>　　时间:15 min　　　得分:_____

工作步骤	工作内容	分值	评分细则	得分
工作准备	1. 着工作装,仪表端庄	2	不符合要求全扣	
	2. 准备器材	2	少一样扣1分	
工作过程	(1)核对镜片	10	少一样扣2分,没做全扣	
	(2)标记瞳孔中心位置	15	不熟练扣5分,不会者全扣	
	(3)测量单眼瞳距、瞳高	15	不熟练扣5分,不会者全扣	
	(4)移心、固定镜片	25	不熟练扣5分,不会者全扣	
	(5)制作模板,固定、加工、装配镜片	25	不熟练扣5分,损坏1只镜片扣5分,两眼装反全扣	
工作结束	1. 器材归位	2	少一样扣1分	
	2. 清理机器、台面	2	台面不洁扣2分	
	3. 检测眼镜	2	不检测全扣	
总评		100	配装眼镜不合格者本项目不合格	

实训项目十七　　配装眼镜的质量检测

【实训目的】

能检测判断配装眼镜的质量。掌握配装眼镜的质量标准,配装眼镜的质量评判等级。培养学生严格的产品质量意识,严谨、负责、细心、认真的工作作风。

【相关知识】

相关知识见《配装眼镜》(GB13511—1999)。

【实训准备与计划学时】

1. 实训准备

(1)器材:焦度计、瞳距尺、标记笔、游标卡尺、应力仪、配装眼镜。

(2)检查者:工作衣,实训报告册,签字笔,实训指导书。

2. 计划学时:2学时。

【操作步骤和方法】

1. 配装眼镜的外观检测

(1)用厚度卡尺测量镜片边缘厚度。

(2)用角度尺测量镜片倒棱的角度。

(3)用间隙塞尺测量锁紧管间隙宽度。

(4)目测有无松动、缝隙、崩边、翻边、焦损、擦痕、钳痕、镀层脱落、零部件缺损等。

(5)以上项目对照配装眼镜国家标准的质量要求,有一项出现该眼镜定为不合格品。

2. 配装眼镜的整形检查

(1)目测镜面是否平整、对称,托叶是否对称,镜腿是否平整、对称,有无扭曲,戴上眼镜后各接触点受力情况、整体外观是否匀称。

(2)角度尺测量前倾角、镜腿外张角。

(3)以上项目对照配装眼镜国家标准的质量要求,不符合者可以修正。

3. 单光眼镜的光学质量检测

(1)将眼镜置于焦度计上,先对准右眼镜片的光心,读出度数和散光轴向并记录,标记其光心。

(2)平移左眼镜片至焦度计光轴上。

(3)视光心位置读出左眼镜片相对右眼镜片所产生的棱镜度数及基底方向并记录。

(4)将左眼镜片的光心移至刻度盘中心,读出度数和散光轴向并记录,标记其光心。

(5)测量两眼镜片光心的水平距离,此距离与配戴者瞳距之差为光学中心的水平偏差。

(6)以镜圈的几何中心或镜框最下缘为基点,测量两眼镜片光心的高度,两眼镜片光心的高度之差为光学中心的垂直互差。

（7）记录结果于下表中。

	球镜度数	柱镜度数	柱镜轴向	P	B
右眼					
左眼					

光学中心的水平偏差：

光学中心的垂直互差：

（8）以上项目对照验光处方和配装眼镜国家标准的质量要求。

4. 双光眼镜的光学质量检测

（1）顶焦度测量：①分别测量两镜片主镜片的顶焦度。②分别测量两镜片子镜片的顶焦度。③主、子镜片的顶焦度之差为近附加度数。

（2）子镜片顶点高度互差的测量：①用基准线法或方框法，找到两镜圈的几何中心，画两镜圈的几何中心连线。②分别过左右两子镜片顶点做两镜圈的几何中心连线的垂直线。③分别测量两子镜片顶点到两镜圈的几何中心连线的距离。④两距离之差为子镜片顶点高度互差的。

（3）以上项目对照验光处方和配装眼镜国家标准的质量要求。

5. 渐变多焦点眼镜的检测

（1）恢复渐变多焦点眼镜的标记。

（2）目测左右镜片是否装反。

（3）用焦度计测量远用区、近用区度数，计算近附加度。

（4）测量棱镜参考点的棱镜度和底向。

（5）镜腿向上置于多焦点眼镜测量卡上，鼻梁位于斜线标尺中央，配镜"+"字在"0"刻度上，读出单眼瞳距和瞳高。

（6）配戴者戴上眼镜，核对配镜"+"字的位置是否正确。

（7）以上项目对照验光处方和配装眼镜国家标准的质量要求。

6. 应力检查操作步骤

（1）接通电源，打开开关，灯即亮。

（2）将被检测的眼镜置于仪器的检偏器和起偏器中间。

（3）检查者从检偏器的上方向下观察，可观察到镜片周边在镜圈中的应力情况。

（4）根据所观察到的应力情况，判断镜片周边的应力是否均匀一致或需要修正的部位。

7. 配装眼镜质量判定：《配装眼镜》（GB13511—1999）判定为合格或不合格两个等级。

【注意事项】

除通过整形能达到国家标准要求及应力修正后能达到国家标准要求外，其他任一项目不合格者即判定该配装眼镜为不合格品，不能配发给配镜者。

【考评标准】

名称:配装眼镜的质量检测(单光眼镜)　　　时间:15 min　　　得分:_____

工作步骤	工作内容	分值	评分细则	得分
工作准备	1. 着工作装,仪表端庄	2	不符合要求全扣	
	2. 准备器材	3	少一样扣1分	
工作过程	1. 装配质量检查	10	少一样扣1分	
	2. 整形质量检查	10	不熟练扣5分,看不出问题扣5分	
	3. 度数检测	5	不熟练扣5分,错误全扣	
	4. 散光轴检测	10	不熟练扣5分,错误全扣	
	5. 水平偏差	10	不熟练扣5分,错误全扣	
	6. 垂直互差	10	不熟练扣5分,错误全扣	
	7. 记录	20	不熟练扣5分,错误全扣	
	8. 应力检测与修正	15	不熟练扣5分,不会修正扣5分	
工作结束	1. 器材归位	3	少一样扣1分	
	2. 清理机器、台面	2	台面不洁扣2分	
总评		100		

名称:渐变多焦点眼镜质量检测　　　时间:15 min　　　得分:_____

工作步骤	工作内容	分值	评分细则	得分
工作准备	1. 着工作装,仪表端庄	2	不符合要求全扣	
	2. 准备器材	3	少一样扣1分	
工作过程	1. 外观和整形检测	5	酌情给分	
	2. 光学检测			
	(1)恢复标记	15	少一个扣5分,不会全扣	
	(2)目测是否装反	5	不会判断全扣	
	(3)测量度数、近附加度	15	错一个扣10分,不会全扣	
	(4)测量棱镜参考点的棱镜度和底向	15	不会者全扣	
	(5)检测单眼瞳距和瞳高	15	错一个扣10分,不会全扣	
	(6)核对配镜"+"字的位置是否正确	15	不会者全扣	
	3. 应力检测与修正	5	酌情给分	
工作结束	1. 器材归位	3	少一样扣1分	
	2. 清理机器、台面	2	台面不洁扣2分	
总评		100	不会恢复标记者本项目不合格	

实训项目十八 | 眼镜的针对性调校

【实训目的】

会分析判断眼镜的针对性调校,善于沟通交流。掌握眼镜的针对性调校标准。眼明、心细、手巧,文明礼貌,善解人意,有爱心。

【相关知识】

针对性调校的目的是使配镜者戴上眼镜后能舒适持久地使用。具体要求是两边镜框高低一致、无水平偏移,镜眼距、前倾角符合要求,颞部及弯点、垂长受力均匀,鼻托接触面最大。

【实训准备与计划学时】

1. 实训准备

(1)器材:圆嘴钳、托叶钳、镜腿钳、鼻梁钳、平圆钳、螺丝刀、拉丝专用钩、螺丝紧固钳、无框架螺丝装配钳、切断钳、镜圈调整钳、烘热器、金属全框眼镜、塑料全框眼镜、板材眼镜、半框眼镜、无框眼镜。

(2)检查者:工作衣,实训报告册,签字笔,实训指导书。

2. 计划学时:2 学时。

【操作步骤和方法】

1. 询问配戴者戴眼镜时的感受,交代可能出现的问题。

2. 观察配戴者戴眼镜时两边镜框高低是否一致、有无水平偏移,再看镜眼距、前倾角是否符合要求,颞部及弯点、垂长受力状况,最后观察鼻托接触面大小和受力情况。

3. 询问此时配戴者的感觉。

4. 调整

(1)水平调校:正面观察,分析原因,调整相应部位。

(2)前倾角调整:正、侧面分别观察,分析调整部位及方向,调整。

(3)调整镜腿外张角:正面观察眼镜是否左右偏移,从头上方观察两侧顶点距离是否相等;还需观察镜腿与头部颞侧的距离是否恰当。如果发现左眼镜片距鼻侧较近,则内收左侧镜腿,同样也可外展右侧镜腿。反之亦然。

(4)调整镜腿侧弯:观察镜腿夹持颞部松紧情况并询问配戴者,做必要调整。

(5)调整镜腿弯点长:观察镜腿弯点长与双侧耳尖的位置,做必要调整。

(6)调整镜腿垂长的弯曲形态:观察镜腿垂长与耳后轮廓及头部解剖弯曲符合情况,做必要调整。

【注意事项】

1. 整形前要对被检者说明整形中可能出现的问题,以避免或减少纠纷。

2. 其他注意事项同眼镜架的标准整形。

【考评标准】

名称:眼镜的针对性调校　　　时间:15 min　　　得分:_____

工作步骤	工作内容	分值	评分细则	得分
工作准备	1. 着工作装,仪表端庄	5	不符合要求全扣	
	2. 工具准备充分、摆放整齐	5	少一样扣1分,不整齐扣1分	
	3. 工作环境整洁	5	台面不清洁扣2分	
工作过程	1. 询问、沟通交流	10	酌情给分	
	2. 观察顺序	5	顺序错全扣,不仔细扣3分	
	3. 整形操作		用手替代整形钳酌情加分	
	(1)使用工具恰当	10	拿错工具全扣	
	(2)用力点正确	5	着力点不对全扣,不熟练扣5分	
	(3)用力方向正确	10	用力方向不对全扣,不熟练扣10分	
	(4)达到调校标准	15	酌情给分,镜架变形明显全扣	
工作结束	1. 被检者满意	20	酌情给分	
	2. 物品整理归位	5	物品归位不全全扣	
	3. 清理工作台	5	台面不清洁扣2分	
总评		100	无沟通交流,本项目不合格	

第五单元

接触镜验配技术

实训项目一 | 裂隙灯显微镜检查眼前节

【实训目的】

能够使用直接投照法和弥散投照法进行眼前节常规检查;能使用规范话术指引被检者配合检查;能向被检者解释裂隙灯检查的意义。掌握裂隙灯显微镜的结构和工作原理;了解观察眼睛结构和病变特征的照明方法。培养学生认真负责的态度,精益求精的职业素养。

【相关知识】

接触镜验配是一个严格而科学的医疗过程,配戴前必须了解配戴者的一般健康情况,对眼部有关组织做全面的检查和评价。

裂隙灯显微镜,简称裂隙灯,是眼科最常用的光学检查仪器之一。它是以裂隙状照明光源照射检查部位,通过双目显微镜进行观察,具有高倍放大功能,适用于眼部各个部位的检测。裂隙灯显微镜检查眼前节是接触镜验配前的必要检查,还可用于接触镜配戴评价等。裂隙灯显微镜最常用的检查方法有弥散投照法和直接投照法。

弥散投照法的参数调整有以下几项:入射光线和观察系统夹角为30°~50°;裂隙宽度为宽大或完全打开;投照亮度为中度至高度;放大倍率选择低或中等放大倍率;光源加覆毛面滤光镜,以扩大观察视野。

直接投照法的参数调整有以下几项:入射光线和观察系统夹角为30°~50°;裂隙宽度选择0.2~1.5 mm或圆锥光束;投照亮度为中度至高度;放大倍率选择中等或高放大倍率;光源选择无滤光镜照射。

【实训准备与计划学时】

1. 实训准备

（1）器材：裂隙灯显微镜、75％酒精消毒湿巾。

（2）检查者：将室内光线调暗，检查者洗净双手，嘱被检者取舒适坐姿，消毒额托和下颌托。

2. 计划学时：2 学时

【操作步骤和方法】

1. 操作步骤

（1）被检者将下巴放进下颌托，额头贴紧额托，调整下颌托高低使眼外眦与刻度线齐平。

（2）检查者分别单向调节目镜焦距至清晰，可将光线投照在调焦棒或被检者的眉心处。

（3）检查者调整目镜间距，使双眼可以同时观察。

（4）调节移动手柄控制观察系统和被检眼的距离，调整焦面以求得清晰的观察效果。

（5）先用低倍镜进行检查，若需要观察某一部位的细微改变时，可换用高倍镜。

（6）光源从被检者的颞侧射入，然后从颞侧到鼻侧逐一做光学切面，按照从前到后的顺序检查，根据检查部位和病变情况，选择适当的检查方法。

（7）右手调整仪器，左手撑、翻被检眼的眼睑。

（8）沟通话术举例："不要紧张，请自然睁开眼睛。""有点晃眼，请您坚持一下，尽量不要眨眼""检查结束，请您休息一下。"

（9）正确记录检查结果。

（10）整理清洁物品，关闭电源。

2. 裂隙灯显微镜的使用方法

（1）直接投照法：裂隙灯取 45°位置，显微镜正面观察，这是最常用的方法。本法可观察眼前大部分病变，如结膜乳头增殖、结膜滤泡、沙眼瘢痕、角膜异物、角膜薄翳、晶体前囊色素和晶体混浊等。这一方法主要是检查有关部分的颜色和形态的变化，以判断病变。

（2）镜面反射法：当裂隙灯照入眼部遇到角膜前面、后面，晶体前面、后面等光滑面，将发生反射现象。这时如转动显微镜支架，使反射光进入显微镜，则用显微镜观察时，有一只眼将看到一片很亮的反光。前后移动显微镜可以看清反光表面的微细变化。如果转动裂隙灯和显微镜的夹角以改变照射的部位而不动显微镜，亦能达到反射光的目的（注意：显微镜必须调焦在反光表面上）。本法可用来检查角膜水肿时角膜表面"起粒"、角膜上皮剥落、角膜溃疡愈合的疤痕、晶体前囊的反光或彩色反光等。

（3）后部照明法：此时观察者不去看那镜界清楚的被照处，而把视线转到虹膜，形成一个模糊的光斑。将视线转向虹膜光斑前方的角膜部分观察，便可看到在光亮背景上出现的角膜病变。当角膜有新生血管或后沉着物、角膜深沉异物、角膜深沉血管、角膜血管翳等。这类病症用斜照法无法明确诊断，用本法往往易于初诊。

（4）弥散光线照明法：裂隙照明系统从较大角度斜向投射，同时将裂隙充分开大，广泛照射，利用集中光线或加毛玻璃，用低倍显微镜进行观察。普通光线照明时，若加上毛玻璃，因光线较暗，不易观察细微病变。而用裂隙照明光，光线高度集中，因光线太强，不可持续较长时间。所以，可无加毛玻璃，然后再用集中光线，而尽量缩短集中光线照射时间。

此种方法采用亮度高度集中的裂隙光，且利用双眼视觉同时进行检查，故检查中十分便利、舒适，易于掌握；所观察的部位形态完整、具立体感。其主要用于检查结膜、巩膜、角膜、晶状体等眼前部组织的情况。例如，此法可将角膜全部、虹膜表面、晶状体表面作全面的观察，并有立体感；对角膜后弹力膜的皱褶、晶状体囊和老年人晶状体核的形态等得到完整的概念，比一般斜照法优越。

（5）调整光阑的用法：调整光阑大小时，可得不同长度的裂隙像，一般用于横扫眼部，纵观眼部病变。检查晶体时可适当缩短裂隙象长度，以减少目眩。配合前置镜或接触镜进行眼底或后部玻璃体检查时，裂隙象长度必须适当缩短。蓝色滤光片常用于荧光观察，绿色滤色片则用于观察血管。

3. 眼前段裂隙灯显微镜检查基本流程　眼睑—结膜（球结膜、睑结膜）—角巩膜—角膜—泪膜—前房—虹膜—晶状体。观察内容包括但不限于以下几种。

（1）眼睑：有无红肿，有无鳞屑，睑缘是否光滑。

（2）睫毛：是否干净无缺损、有无倒睫。

（3）泪点：位置是否正常无红肿，有无溢泪。

（4）泪囊：挤压泪囊有无压痛、有无脓性分泌物。

（5）结膜：有无充血水肿，有无乳头、滤泡增生，有无结石结节，有无色素沉着，有无异物肿物。

（6）角膜：是否透明、有无溃疡、有无新生血管、有无水肿。

（7）虹膜：纹理是否清晰、有无新生血管、有无色素脱落。

（8）瞳孔：形状、大小，对光反射是否灵敏。

（9）前房：深度是否正常，房水有无混浊。

（10）晶状体：是否在位、是否透明。

【注意事项】

1. 检查结膜、角膜、巩膜时，光源与显微镜的夹角一般为45°左右；检查前房、晶状体和前部玻璃体时，夹角应<30°；检查后部玻璃体和眼底时，除需加用前置镜或三面镜等辅助设备，夹角应调为10°或更小。

2. 裂隙灯的亮度应适中，以病变显示清晰为宜，避免光线过强引起不适。

3. 如被检者眼部刺激症状明显，可滴少量眼部表面麻醉药。

【考评标准】

名称:裂隙灯显微镜检查眼前节　　　时间:15 min　　　得分:_____

工作步骤	工作内容	分值	评分细则	得分
工作准备	1. 检查者着装整洁,仪表端庄	3	每项3分,不规范或没做的酌情扣分	
	2. 调低室内光线	3		
	3. 调整设备	3		
	4. 根据自己的屈光度调节目镜及目镜间距	3		
	5. 开大裂隙,转动光栅盘,观看光圈形状及滤色片是否良好,光栅转动是否灵活	3		
	6. 调整裂隙长度、宽度及倾斜度,观察裂隙象开合是否均匀、两边是否平行	3		
	7. 消毒	3		
工作过程	1. 指导被检者调整舒适体位	7	缺一项扣7分,不规范的酌情扣分	
	2. 根据情况调整仪器高度	7		
	3. 调节倍率	7		
	4. 选择滤光方式	7		
	5. 选择裂隙宽窄	7		
	6. 选择照射角度	7		
	7. 选择合适的投照亮度	7		
	8. 右手调整仪器,左手撑、翻开被检眼的眼睑	7		
	9. 与被检者有效沟通	7		
工作结束	1. 告诉被检者检查结束,可以休息	4	缺一项扣4分,不规范的酌情扣分	
	2. 告知被检者检查结果,是否适合配戴接触镜及原因	4		
	3. 正确记录检查结果	4		
	4. 整理清洁、关闭电源	4		
总评		100		

实训项目二 | 泪液评价

【实训目的】

能够使用裂隙灯显微镜的滤光投照法检查泪膜破裂时间;能够进行泪液分泌量试验;能向被检者解释泪液评价的意义。掌握泪液生理;掌握泪液异常对配戴接触镜的影响。培养学生认真负责的工作态度,精益求精的职业素养。

【相关知识】

1. 泪膜分为三层:从外到内依次是脂质层、水样层、黏蛋白层。

2. 泪液的功能

(1)冲洗湿润结膜及角膜。

(2)提高角膜的光滑度和屈光性。

(3)泪液中的溶菌酶可以抑制细菌的繁殖。

(4)有助于空气中的氧气通过泪膜被角膜吸收。

(5)泪液中的营养成分,可供角膜代谢使用。

(6)当有刺激时,泪液大量的分泌可冲洗和排出眼内微小异物。

3. 泪液缺陷的人易受感染,配戴接触镜后会出现不舒服的感觉。所以配戴前需做泪膜评估检查,常见的泪膜评估方法分为侵犯性和非侵犯性两大类。

【实训准备与计划学时】

1. 实训准备

(1)器材:裂隙灯显微镜、75%酒精消毒湿巾、荧光素钠试纸、稀释用生理盐水、秒表、泪液分泌量试纸(schirmer 试纸)。

(2)检查者:将室内光线调暗,检查者洗净双手,嘱被检者取舒适坐姿,消毒额托和下颌托。

2. 计划学时:2 学时

【操作步骤和方法】

1. 泪膜破裂时间检查　泪膜破裂时间(BUT)即一次完整的瞬目之后,到泪膜上出现第一个破裂点所需要的时间。BUT 反映的是泪膜的稳定性。正常的 BUT 范围是 10 ~ 40 s,10 s 以下提示泪膜异常。检查步骤如下。

(1)被检者坐于裂隙灯显微镜前。

(2)调试裂隙灯显微镜。

(3)检查荧光素钠试纸包装是否完好及在有效期内,打开包装取出试纸。

(4)用生理盐水湿润荧光素钠试纸条,嘱被检者向下看,将湿润的试纸涂抹在上方球结膜上,避免触碰角膜。嘱被检者眨眼数次,使荧光素钠均匀分布。

（5）在裂隙灯下,用滤光投照法通过钴蓝光片进行观察。

（6）嘱被检者闭眼,待其自然睁开后开始计时,并嘱不要眨眼,直至角膜上出现第一个黑色破裂斑,停止计时,嘱被检者可以自然瞬目。

（7）测量 3 次,取平均值,并记录结果。

（8）同样方法检查左眼。

（9）沟通话术举例:

"这是我们染色用的荧光素钠试纸,是包装完好、在有效期内的。"

"我会在您的眼睛上涂一下,看东西会短暂变黄,这是对眼睛无害的,您请放心。"

"待会儿我会请您闭眼再睁眼,睁眼后请尽量不要眨眼,直到我告知您可以眨眼。"

"您请闭眼,请睁开,请坚持住不要眨眼。"

"好,可以眨眼了。"

"您的泪膜破裂时间检查结果是 11 s,在正常范围内,可以配戴接触镜。"

2. 泪液分泌量测定——schirmer 试验

（1）被检查者取舒适坐位。

（2）将 5 mm 宽的 Schirmer 试纸上端缺口处对折。为保证无菌,先在包装内对折再取出。

（3）令被检者稍向上看,将试纸上端置于被检查者下眼睑中外或中内 1/3 处,使折线处恰好位于睑缘。如被检者不适可闭眼。

（4）5 min 后取出试纸条。

（5）记录滤纸条被浸润长度。

如果在 5 min 内纸条浸润长度 5 mm 以上,属于正常,低于 5 mm 则属于干眼可疑。有时在检查时滴用表麻药,称为 Schirmer 试验Ⅱ,此时正常值在 10 mm 以上。

【注意事项】

1. 在 BUT 检查过程中不要用手撑开被检者的眼睑,以免影响测试结果。

2. 如在 BUT 后测量泪液分泌量,注意不要冲洗结膜囊,以免影响测量结果。

3. Schirmer 试验时湿润长度超过 30 mm 可能是由于试纸的异物刺激引起了反射性分泌。

【考评标准】

名称:泪液评价　　时间:15 min　　得分:_____

工作步骤	工作内容	分值	评分细则	得分
工作准备	1.检查者着装整洁,仪表端庄	4	每项4分,操作不规范的酌情扣分	
	2.调低室内光线	4		
	3.调整设备	4		
	4.检查者洗手	4		
	5.检查材料的质量和有效期	4		

续表

工作步骤	工作内容	分值	评分细则	得分
泪膜破裂时间(BUT)	1.滤光式投照法的参数设置,放大倍率低至中;选择钴蓝光滤,加毛面滤光镜;选择裂隙宽、照射角度30°~50°和投照亮度中至高	10	操作错误全扣	
	2.正确进行荧光素染色	10		
	3.正确的瞬目指导	5		
	4.能识别第一个破裂斑	5		
	5.测量三次取平均值	10		
	6.与被测者有效沟通	5		
Schirmer 试验	1.试纸对折位置	4	试纸接触角膜扣10分,其他每项错误扣4分,扣完为止	
	2.试纸放置位置,中外或中内1/3处,避免碰到角膜	4		
	3.被检者不适时及时指引	4		
	4.检查时间为5 min	4		
	5.结果记录	4		
工作结束	1.告知被检者检查结果及是否适合配戴接触镜及原因	10	不规范的酌情扣分	
	2.整理清洁、关闭电源	5		
总评		100		

实训项目三　角膜曲率计检查

【实训目的】

　　会通过角膜曲率计检查结果计算角膜散光;能用角膜曲率计测定被检者的角膜前表面曲率半径和屈光力;能正确记录被检者的检查结果;能向被检者解释测量角膜曲率的意义。了解角膜曲率计检查的意义。培养学生认真负责的工作态度,精益求精的职业素养。

【相关知识】

　　1.角膜曲率计的工作原理　角膜曲率计是将照明的一对物像投射到角膜上,所成的反射虚像经一系列的物镜及双棱镜而成为实像,检查者可通过目镜看到两对重叠的像。两个不同物像间距的大小是由角膜的弯曲度所决定的:曲率半径愈小,两像间距也就愈小;曲率半径愈大,两像间距也就愈大。如在水平位将两像调整至刚好接触,两像的中心平分黑线连成一条线,此时从刻度尺上可读出水平子午线上的角膜曲率半径和屈光力。按此可将镜筒转动至任一子午线,从而测出该子午线上的角膜曲率半径。

2. 角膜曲率计对接触镜验配的意义　通过角膜曲率计的测量,测量数据可以:①作为镜片基弧选择的参考;②估算配戴者角膜散光度数;③发现和检查角膜的形态,如角膜不规则散光、角膜瘢痕等。

【实训准备与计划学时】

1. 实训准备

(1)器材:自动角膜曲率计、手动角膜曲率计、75% 酒精消毒湿巾。

(2)检查者:检查者洗净双手;嘱被检者不能配戴接触镜,取舒适坐姿;消毒额托和下颌托。

2. 计划学时:2 学时。

【操作步骤和方法】

1. 自动角膜曲率计操作步骤(以拓普康为例)

(1)设置测量参数,将 R/K 切换为 K 模式,只测角膜曲率。

(2)被检者坐于自动角膜曲率计前,将下颌置于下颌托上,直视前方,检查者调整颌托高度,使被检者的眼外眦对准刻度线。

(3)调整手柄,使视野上出现角膜标像,调节焦距使标像与角膜同心并居中,当标像小而清时,按下测量按钮。

(4)先右后左,每眼测量 3 次。

(5)打印测量结果。

2. 手动角膜曲率仪操作步骤(以 Bausch-Lomb 型角膜曲率计为例)

(1)消毒颌托和头靠。

(2)被检者摘掉其眼镜或角膜接触镜。

(3)目镜聚焦。

(4)打开电源开关。

(5)逆钟向旋转可调整目镜到最大限度。

(6)将一张白纸放在曲率计的前面,反射照明目镜内的"十"字线。

(7)顺钟向缓慢转动目镜,直到"十"字线首次出现清晰为止。

(8)调整椅子和仪器的高度,直到被检者和检者的位置舒适。"您好,我现在给您做下检查,请坐!"

(9)松开锁定钮。

(10)指导被检者将下巴放入颌托,额头靠入头靠。

(11)升降颌托,直到被检者的外眦角与支撑架上的高度标志对准。

(12)从仪器的外面,通过升降和前后移动曲率计的桶体,检查者应看到被检者右眼角膜前面的视标像位置。

(13)指导被检者眼睛平视前方,从仪器的桶体中找到自己眼睛的反射像。

（14）从曲率计的目镜中观察，直到看到三个环对应到被检者的角膜（图5-3-1）。

（15）调节手柄使三个环保持清晰，并使黑"+"字正好落在右下环当中（图5-3-2）。

（16）锁定仪器。

（17）调整水平和垂直的度数转轮，直到光标像靠得很近。

（18）为了确定被检者角膜的两主子午线，旋转曲率计的桶体，直到光标像的水平直线能完全延续（图5-3-3）。

（19）调整水平度数转轮，直把水平光标像完全重合。

（20）整垂直度数转轮，直把垂直光标像完全重合（图5-3-4）。

（21）整个检查过程中，有时有必要重新定位和聚焦。

（22）通过观察角膜反射像可了解角膜的完整性。

（23）如步骤(1)所示将曲率计的桶体移到被检者的左眼前。

（24）重复(12)～(20)步检测左眼的角膜曲率。

（25）记录结果。

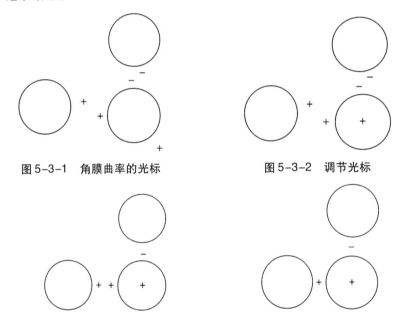

图5-3-1　角膜曲率的光标　　　　图5-3-2　调节光标

图5-3-3　调节主子午线使水平支线完全　图5-3-4　调整水平和垂直光标像
　　　　　　延续　　　　　　　　　　　　　　　　至重合

例:右眼角膜曲率计数见下表。

右眼角膜曲率

	D	mm	A
H	41.00	8.24	175
V	43.75	7.72	85

记录为:

OD:41.00 D/8.24 mm×175 43.75 D/7.72 mm×85

根据结果,计算可得该例右眼的角膜散光为-2.75 DC×175。

【注意事项】

1.注意被检者的头放正,否则主子午线方向将出现偏差。

2.嘱被检者睁大双眼,充分暴露角膜。对上睑下垂或小睑裂者,可以用手撑眼睑,但要避免压迫角膜。

3.仪器应定期检测及校对。不使用时应切断电源开关,并罩上防尘罩。

【考评标准】

名称:自动角膜曲率计检查(拓普康)　　　　时间:5 min　　　　得分:_____

工作步骤	工作内容	分值	评分细则	得分
操作前的准备	1.检查者洗手	5	不符合要求全扣	
	2.提醒被检者摘下眼镜	10	未提醒被检者摘镜全扣	
	3.摆放仪器	5	不符合要求全扣	
操作过程	1.设置测量参数	5		
	2.调整机身高度,令被检者坐姿舒适	5	熟练度不佳酌情扣分	
	3.调整颌托高度,使被检者的眼外眦对准刻度线	10	操作不熟练酌情扣分	
	4.调整手柄,至角膜上的标像小而清,按下测量按钮	10	测量终点识别错误不得分	
	5.先右后左	5	顺序错误不得分	
	6.每眼测量3次	10	不够次数不得分	
	7.打印测量结果	5	不会操作不得分	
操作后	1.正确记录测量结果	5	酌情给分	
	2.告知被检者检查结果,是否适合配戴接触镜及原因	10	根据沟通情况酌情给分	
	3.整理、收纳、清洁物品	5	酌情给分	
素养评价	1.动作娴熟,表情自然	5	熟练度不佳酌情扣分	
	2.与被检者有效沟通	5	与被检者沟通不到位不得分	
总评		100		

名称:手动角膜曲率计检查(Bausch-Lomb 型)   时间:10 min   得分:_____

工作步骤	工作内容	分值	评分细则	得分
测量前准备	1. 着工作装,仪表端庄	5	不符合要求全扣	
	2. 备好器材、消毒湿巾	5	不符合要求全扣	
操作步骤	1. 消毒颌托和头靠	5	未做全扣	
	2. 被检者摘掉其眼镜或角膜接触镜	5	未做全扣	
	3. 目镜的聚焦	5	未做全扣	
	4. 打开电源开关	5	未做全扣	
	5. 调整椅子和仪器的高度	5	不合适者酌情扣分	
	6. 松开锁定钮	5	未做全扣	
	7. 指导被检者将下巴放入颌托,额头靠入头靠	5	不熟练酌情扣分	
	8. 升降颌托,直到被检者的外眦角与支撑架上的高度标志对准	5	不熟练酌情扣分	
	9. 测量角膜曲率	15	不熟练酌情扣分	
	10. 将曲率计的桶体移到被检者的左眼前	5	不熟练酌情扣分,不能正确评价全扣	
	11. 检测左眼的角膜曲率	5	不熟练酌情扣分,不能正确评价全扣,结论错误酌情扣分	
操作后	1. 正确记录测量结果	5	酌情给分	
	2. 告知被检者检查结果,是否适合配戴接触镜及原因	5	根据沟通情况酌情给分	
	3. 整理、收纳、清洁物品	5	酌情给分	
素养评价	1. 动作娴熟,表情自然	5	熟练度不佳酌情扣分	
	2. 与被检者有效沟通	5	与被检者沟通不到位全扣	
总评		100		

实训项目四　软性角膜接触镜的配戴和护理方法

【实训目的】

会规范清洁和储存软镜的方法;会进行软镜的配戴和取出;会与被检者顺畅地沟通交流并指导其实践。了解规范护理对接触镜配戴的重要性,常见的软镜品牌和制作工艺。培养学生认真负责的工作态度及与被检者的沟通能力。

【相关知识】

1. 教育配戴者掌握角膜接触镜的配戴与摘镜技术,是很重要的步骤。不规范的戴镜和摘镜方法不但会损坏镜片,而且很容易损伤角膜和结膜,甚至引起严重的眼部感染。

2. 接触镜的常见生产方法有:①旋转成形法;②车削法;③模铸成型法;④稳态模铸成形法。

【实训准备与计划学时】

1. 实训准备

(1)器材:软镜双联盒、软性接触镜专用护理液、无屑纸巾、无芳香剂的肥皂或洗手液、台式镜子(可倾斜)。

(2)检查者:打开镜片外包装、护理液瓶盖;剪短指甲,用无芳香剂的肥皂或洗手液洗净双手,使用烘干机或自然风干双手;嘱被检者摘掉框架眼镜,正坐贴紧桌面。

2. 计划学时:2 学时。

【操作步骤和方法】

1. 准备

(1)用洁净的示指轻轻蘸起镜片,置于掌心。

(2)在镜片上倒 3 ~ 5 滴多功能护理液,然后用示指呈放射状揉搓镜片每面 15 s后,用护理液冲洗镜片。

(3)将镜片放于指尖,确认镜片完好无缺损。

2. 辨认镜片正反面

(1)侧面观察:将镜片凹面向上,放置于示指指尖,侧面观察,碗状为正面,蝶状为反面。

(2)贝壳试验:用示指和拇指轻轻捏起镜片中央,或者将镜片放在手掌中凹面向上。镜片像贝壳样折叠,为正面;镜片边缘分开,为反面。

3. 验光师为被检者戴镜

(1)被检者正坐,身体贴桌面。验光师站在被检者右侧后方。

(2)把镜片放在干燥的右手示指指尖,检查镜片确保镜片处于正确的方向,未反向,并且镜片清洁、无杂质、无损坏。

（3）指示被检者注视前方的镜子。

（4）嘱被检者向下注视，用左手中指拉上睑，并将睫毛固定在手指下，将上睑固定在眉弓处。右手中指轻拉下睑，右手示指翻转将镜片轻轻贴在上方巩膜上，再嘱被检者轻轻转动眼球向前看。镜片贴合好后，先松下睑，再松上睑。

（5）被检者闭眼，轻轻转动眼球，使镜片贴合更好。

（6）同样的方法配戴左眼镜片。

4. 镜片定位和中央复位

（1）如果镜片从角膜上移开，通过眼睑把镜片从球结膜移回角膜。

（2）镜片常常偏移在上方并且偶尔会折叠在一起，让被检者向下看并拉开上睑暴露上方结膜。

（3）当镜片偏移到下睑，让被检者向上看并拉开下睑。

（4）如果镜片偏移，用示指尖轻轻地移动上睑，使镜片回到中央。

（5）如果镜片折叠和偏移，取下镜片，在重新戴入前清洗镜片，然后用正确的方法戴入镜片。

（6）因为软镜片较大，轻度偏移的镜片可能自行复位到中央（特别是侧面移位者），让病人向镜片移位的方向转动眼睛即可。

5. 验光师为被检者摘镜

（1）取下镜片前确保镜片位于角膜中央。

（2）验光师用与戴镜相同的手法撑开被检者眼睑，让被检者向上方注视。

（3）用拉下睑手的示指接触镜片并向下滑动镜片。

（4）待镜片部分偏离角膜中央，用拇指和示指的指腹捏出镜片，确保指甲不接触镜片。

6. 摘镜后镜片的清洁与护理

（1）将镜片置于一手掌心，滴 2～3 滴清洁剂，用另一只手的示指指腹自镜片的中心向边缘部放射状轻揉，分别轻轻揉搓镜片的两面，每面约 15 s。

（2）揉搓镜片过程中需特别小心，不能让指甲碰触镜片，防止损坏镜片。

（3）镜片完成清洁后应进行冲洗，用一手的示指和拇指捏住镜片，另一手持多功能护理液，挤压瓶身，用护理液冲洗镜片。注意瓶嘴不要接触镜片和手指。

（4）冲洗干净的镜片放回双联盒浸泡消毒：把镜片放回双联盒并加 2/3 护理液，盖上盖子。

【注意事项】

1. 镜片不慎掉落时，应将镜片彻底清洁冲洗后，再戴入或贮存。

2. 双眼屈光度无论是否相同，应严格区分左右眼镜片，养成先右后左的习惯。

3. 戴镜时，如因不熟练数次操作都未能戴入，镜片可能由于脱水卷曲，可将镜片在护理液中浸泡，待复原后，再清洁、冲洗、配戴。

【考评标准】

名称:软性角膜接触镜的配戴和护理方法　　　　时间:15 min　　　　得分:_____

工作步骤	工作内容	分值	评分细则	得分
操作准备	1. 着工作装,仪表端庄	2	不符合要求全扣	
	2. 备好器材	2	少一样扣2分	
	3. 检查者剪短指甲,洗净双手并烘干	2	酌情扣分	
操作过程	1. 取出镜片,观察镜片有无破损、异物、沉淀物等	5	未做全扣	
	2. 将镜片置于一手示指指尖,辨认正反面	10	未做或辨认错误全扣,不熟练酌情扣分	
	3. 用一只手中指拉上眼睑,用另一只手的中指拉下眼睑	10	未交流扣10分,指导错扣10分,未戴入全扣	
	4. 将镜片戴入,先松开下眼睑,再松开上眼睑	15	未交流扣10分,指导错扣10分,未取下全扣	
	5. 摘镜,撑开眼睑,用一手示指和拇指轻轻将镜片捏出	20	不熟练或不正确酌情扣分	
	6. 镜片清洁,将镜片置于一只手的掌心,滴2～3滴护理液,用另一只手示指指腹揉搓镜片,正反面呈放射状揉搓,每面至少15 s	10	酌情扣分	
	7. 镜片冲洗,揉搓后用示指和拇指轻轻捏住镜片用护理液冲洗	5	酌情扣分	
	8. 镜片消毒	5	酌情扣分	
	9. 镜片贮存,先右后左将镜片放置于双联盒,放2/3护理液没过镜片贮存	5	酌情扣分	
素养评价	1. 动作娴熟,表情自然	4	熟练度不佳酌情扣分	
	2. 与被检者有效沟通	5	与被检者沟通不到位不得分	
总评		100	未戴上或未取下,本项目不合格	

实训项目五 软性角膜接触镜的配适评估

【实训目的】

能够使用裂隙灯显微镜进行配适评估操作;能够根据软镜的评估结果进行换片调整。掌握配适评估的项目和正常值;了解配适不良时如何调整镜片参数。培养学生认真负责的工作态度,提高与被检者的沟通能力。

【相关知识】

不同被检者的角膜表面形态差异大,对选用的软性接触镜类型进行试戴、配适评估并调整,有助于确定最终选片,获得良好配适。配适评估是在戴镜后 15 ~ 20 min,镜片状态稳定后进行。

配适评估的内容包括覆盖度、中心定位、移动度、松紧度、自觉症状和体征、矫正视力等。散光软镜还需根据片标位置调整订片轴位。

【实训准备与计划学时】

1. 实训准备

(1)器材:裂隙灯显微镜、角膜曲率计、软镜、软镜护理液、无屑纸巾等。

(2)检查者:洗手;让被检者自行戴镜或验光师为被检者戴镜,戴镜后静坐 15 ~ 20 min;调试裂隙灯显微镜,采用弥散投照法,低至中倍放大率观察。

2. 计划学时:2 学时。

【操作步骤和方法】

1. 请被检者端坐于裂隙灯显微镜前,将下巴放好,额头贴紧。适当调整高度使被检者舒适。

2. 评估覆盖度:评估标准分为 3 级。①1 级:覆盖完全,镜片在任何时间、任何眼位均能完整覆盖角膜。②2 级:正位时镜片覆盖尚完全,当眼球急剧活动时有部分角膜暴露。如无明显不适,尚可接受。③3 级:在正前方视或眼位稍有变动时有部分角膜暴露。这种情况不可接受。

3. 评估中心定位:正常情况下,镜片的几何中心应位于角膜的瞳孔区中心。偏移量 0.5 mm 以下可接受,≥0.75 mm 不可接受。

4. 评估移动度:令戴镜者正视前方,轻轻拉开下睑,嘱其自然瞬目。缓慢瞬目后可见镜片受上眼睑牵拉而向上方移动,然后恢复原为观察测定镜片下缘向上方移动的量。移动度与镜片材料、设计和加工方式有关。通常移动度介于 0.5 ~ 1.5 mm 为宜。

5. 评估松紧度:轻轻拉开戴镜者的下睑,令其向上方注视,以拇指推动下眼睑,使下眼睑推动镜片下缘,观察镜片向上方移动的量及复位速度。

（1）适宜的松紧度：撤离作用力后镜片缓慢下降，镜片下缘移至原位置与角膜缘之间，或角膜缘以外。

（2）镜片偏紧：向上推动镜片活动迟钝，撤离作用力后较难下移至原有位置甚至不动。

（3）镜片偏松：推移后镜片迅速下移，超过原有位置。

6. 评估自觉症状和体征：引起配戴不适的感觉包括干燥感、异物感、烧灼感、痒感、刺激、疼痛和畏光。通常以异物感为主要标准来评估舒适度（表5-5-1）。

表5-5-1 舒适度分级评估

分值	表现
5	无感觉，轻度镜片存在感
4	轻度异物感，无体征
3	异物感，轻度结膜充血
2	严重异物感，结膜充血伴流泪
1	疼痛、眼睑不能开启

注：1~3分级应立即停戴。

7. 评估矫正视力：镜片达到稳定状态后可以检查视力。软镜的远近矫正视力均应不低于验光的最佳视力。如果镜片配适过松，眨眼后视力模糊；如果镜片配适过紧，眨眼时视力提高。

8. 配适调整：试戴镜片配适不良的，需要根据实际情况和状态调整镜片设计，甚至更换品牌型号。

（1）镜片移动过小：减小镜片直径，镜片后表面曲率变平。

（2）镜片移动过大：增大镜片直径，镜片后表面弧度变陡。

9. 开具处方：对评估结果进行综合考虑，给予调整建议，开出配镜处方，包括镜片基弧、度数、直径、设计、含水量、颜色和品牌等。

10. 环曲面软镜的配适评估：轴向稳定性评估，除了上述软镜评估项目外，环曲面软镜还要进行轴向稳定性评估。

（1）在裂隙灯显微镜下找到镜片的片标，一般在6点及12点位置，也可见于3点、9点位置。

（2）将裂隙灯的光带调至最窄，改变裂隙方向，使裂隙方向与片标方向一致。

（3）从裂隙方向刻度盘上读出此时的方向。

（4）校正轴向的原则：左加右减。面对戴镜者以镜片的6点钟位置为参考，如镜片标志向左偏，即顺时针旋转，使用加法，反之使用减法。将偏移的量加减在原试戴片处方的轴向上，再行换片试戴。

【注意事项】

1. 非初次配戴者，若无明显不适即可按原参数配戴。若更换镜片材料和设计，则需要重新进行检查和评估。

2.试戴镜度数选择时,应尽量选择接近框架眼镜度数的试戴片,减少误差。

3.片上验光参与散光超过 1.25 DC 的,最好选用环曲面软镜。

【考评标准】

名称:软性角膜接触镜的配适评估　　　　时间:15 min　　　　得分:_____

工作步骤	工作内容	分值	评分细则	得分
工作准备	1.着工作装,仪表端庄	5	不符合要求全扣	
	2.准备器材	5	准备不全酌情扣分	
	3.规范操作,为被检者戴镜	5	不熟练或不规范酌情扣分,不能戴上的全扣	
	4.调试裂隙灯,采用弥散投照法,选择低至中放大倍率,毛面滤光片	10	错一项扣 5 分,不能调试清晰不得分	
操作过程	1.角膜覆盖度	10	语言描述,酌情给分	
	2.中心定位	10	语言描述,酌情给分	
	3.移动度	10	动作错误或指导错误全扣	
	4.松紧度	10	语言描述镜片的移动,手法不熟练酌情扣分,手指触碰到镜片或者戴镜者角膜该项不得分	
	5.自觉症状和体征	10	语言询问,未做不得分	
	6.矫正视力	10	未做不得分	
	7.向被检者解释结果和处理意见	5	未做或解释不清不得分	
操作结束	1.摘镜后规范清洁、贮存镜片	5	未做不得分	
	2.物品收纳整理	5	未做不得分	
总评		100		

实训项目六 角膜地形图检查

【实训目的】

能与被检者有效沟通。掌握角膜地形图检查的方法;掌握角膜地形图使用的注意事项;了解角膜地形图检查的意义。培养学生认真负责的工作态度,精益求精的职业素养。

【相关知识】

1. 角膜地形图以其能够精确地分析整个角膜表面的形态和曲率的变化为特点,使系统地、客观地、精确地分析角膜形状成为可能。

2. 角膜地形图仪由的组成

(1)Placido 氏盘投射系统:将28 或34 个圆环均匀地投射到从中心到周边的角膜表面上,使整个角膜均处于投射分析范围之内。

(2)实时图像监测系统:投射在角膜表面的环形图像可以通过实时图像监测系统进行实时图像观察、监测和调整等,使角膜图像处于最佳状态下进行摄影,然后将其储存,以备分析。

(3)计算机图像处理系统:计算机先将储存的图像数字化,应用已设定的计算公式和程序进行分析,再将分析的结果用不同的彩色图像显示在荧光屏上。同时,数字化的统计结果也一起显示出来。

3. 角膜地形图在临床应用于诊断角膜散光,定量地分析角膜形状,将角膜曲度以数据或不同的颜色显示出来,其两轴曲度之差为角膜散光。诊断角膜曲度异常,使亚临床期圆锥角膜和圆锥角膜的早期诊断成为可能,其圆锥角膜诊断准确率高达96%。

临床上角膜地形图仪主要应用于以下几个方面:①散光分析;②圆锥角膜诊断与治疗评判;③角膜屈光手术;④穿透性角膜移植手术;⑤角膜接触镜的验配。

【实训准备与计划学时】

1. 实训准备

(1)器材:角膜地形图仪、打印机、纸等。

(2)检查者:取下角膜地形图仪防尘罩,开机;检查者着工作装,洗净双手;嘱被检查者取下框架眼镜或接触镜。

2. 计划学时:2 学时

【操作步骤和方法】

1. 开机后将被检者姓名、年龄、性别、诊断等输入计算机。

2. 向被检者说明检查过程,检查时使被检者保持舒适。被检者取坐位,下颌放在下颌托上,用头带固定头位,头放正,避免歪头。

3. 嘱被检者受检眼注视角膜镜中央的固定灯光。此灯光在不同机器有所不同,可能持续或闪烁,可能红色或绿色。

4.被检者双眼自然睁大,充分暴露角膜,但避免压迫角膜。

5.检查者操作角膜地形图仪把手,使显示幕上的交叉点位于瞳孔中心且角膜镜同心圆中心点与瞳孔中心点重合,并调整好焦距,待显示幕上的Placido盘同心圆影像清晰,再压按钮使图像固定。在摄影前应嘱咐被检者眨眼数次使眼表反光均匀。在摄影时应嘱咐被检者双眼同时睁大。被检者可做多次,选择最佳影像进行分析。此操作为角膜地形图检查的关键一步,在检查前应练习熟练。

6.检查者根据需要选择显示角膜图像。在显示图像的显示幕内除了角膜地形图编码图以外,还有关于此图像的一些其他资料。检查者可以据此进行分析,对被检者角膜前表面进行评估。

【注意事项】

1.检查时角膜接触镜配戴者软镜应摘镜至少1周;硬镜应停戴2周以上;塑型镜停戴4周以上。

2.保持角膜表面湿润,泪膜不稳定者可先滴入人工泪液再行检查操作,以免角膜干燥而影响检查结果。

3.检查时如发现被检者面部阴影影响检查,可嘱咐被检者稍向被检眼倾斜,以避免面部阴影,使检查更准确。如被检者有上睑下垂,可请另一人在旁协助提起上睑,但要注意不要压迫眼球。

【考评标准】

名称:角膜地形图检查　　　　时间:15 min　　　　得分:＿＿＿＿＿

工作步骤	工作内容	分值	评分细则	得分
操作准备	1.操作者着工装,仪表端庄	5	不符合要求全扣	
	2.备好仪器,开机	5	不符合要求全扣	
	3.嘱被检者摘镜,端坐	5	不符合要求全扣	
工作过程	1.开机后将被检者姓名、年龄、性别、诊断等输入计算机	5	不熟练者酌情扣分,不正确全扣	
	2.指导被检者取正确坐位	5	指导不正确或未做全扣	
	3.嘱被检者受检眼注视角膜镜中央的固定灯光	15	未指导全扣	
	4.操作角膜地形图仪	15	不熟练者酌情扣分	
	5.在摄影前应嘱咐被检者眨眼数次使眼表反光均匀	10	未做全扣	
	6.在摄影时应嘱咐被检者双眼同时睁大	10	未做全扣,图像不清晰酌情扣分	
	7.摄影	10	酌情扣分	

续表

工作步骤	工作内容	分值	评分细则	得分
操作结束	1. 告知被检者检查结果,是否适合配戴接触镜及原因	10	酌情给分	
	2. 收纳整理用品	5	酌情给分	
总评		100		

实训项目七　硬性角膜接触镜的摘戴和护理

【实训目的】

能与被检者有效沟通,能在操作过程中对戴镜者进行摘戴和护理的卫生教育。了解硬性角膜接触镜规范护理的重要性,硬性角膜接触镜摘戴和护理的注意事项;掌握硬性角膜接触镜的摘戴方法,硬性角膜接触镜的护理方法。培养认真负责的工作态度,培养精益求精的职业素养。

【相关知识】

1. 硬性角膜接触镜由于其"硬"的特点,戴镜、摘镜和护理不当会容易造成镜片损伤和角膜损伤。

2. RGP 镜和角膜塑形镜的戴镜、摘镜、护理类同,此处一同介绍。但由于角膜塑形镜有多个弧区,曲率陡,相对于 RGP 镜不容易清洗干净,更应该认真规范护理清洁。由于其直径较 RGP 镜大,在戴镜摘镜时也应更小心操作。

3. 硬性角膜接触镜的护理液是用于镜片清洁、消毒、湿润、除蛋白质沉淀等的化学溶液。一般包括以下几种:消毒剂、防腐剂、缓冲液、表面清洁剂、蛋白酶清洁剂、多功能护理液、润眼液、蛋白质清洁剂、过氧化氢接触镜护理液等。

【实训准备与计划学时】

1. 实训准备

(1)器材:硬性角膜接触镜(RGP 镜或角膜塑形镜)试戴镜一套,硬镜专用护理液、润眼液、生理盐水、吸棒、镜盒、白毛巾、盆、托盘、镜子、烘干机等。

(2)检查者:准备好实训用品,操作台铺白毛巾;检查者着工作装,剪短指甲,洗净双手并烘干;被检查者取下框架眼镜,正坐紧贴操作台。

2. 计划学时:2 学时。

【操作步骤和方法】

1. 硬性角膜接触镜的护理(戴镜前)

(1)将镜片从试戴镜盒中取出,凹面朝上放于掌心,滴入 3～5 滴硬镜专用多功能护理液。用另一手指腹放射状搓洗镜片的凹面,动作轻柔。

(2)清洗外表面,将示指指腹轻轻压住镜片凹面轻轻旋转,能感受到镜片在掌中摩擦,注意用力均匀。

(3)搓洗完成后,用拇指和示指轻轻捏住镜片,另一手持多功能护理液或生理盐水冲洗镜片,边冲洗边轻轻搓动镜片。为避免不小心脱手,使用盆或托盘承接液体。

(4)将镜片凹面朝上托在示指指尖,检查镜片是否清洗干净,是否有划痕。

2. 硬性角膜接触镜的配戴方法

(1)验光师右手示指托住镜片,站于被检者的右后方。

(2)指引被检者端坐,上身紧贴操作台。

(3)在镜片凹面滴入一滴润眼液,避免戴入后有气泡。

(4)嘱被检者双眼自然睁开,向前看镜子,用左手中指轻拉上睑,睫毛固定在手指下,并将上睑固定在眉弓处。

(5)右手中指轻拉下睑,右手示指翻转将镜片轻轻贴在角膜上,再嘱被检者轻轻转动眼球向前看。待镜片贴合好后,再将手指移开,先松下睑,再松上睑。否则镜片有可能错位或脱落。

(6)再次观察被检者眼睛,确保镜片已戴在角膜上。

(7)嘱被检者闭眼休息。

3. 硬性角膜接触镜的摘取方法(吸棒法)

(1)验光师洗手,用护理液清洗吸棒,再用生理盐水冲洗。

(2)为被检者滴润眼液到结膜囊内,并嘱瞬目数次。

(3)观察并确认镜片在角膜上活动。

(4)验光师站在被检者右后方,右手示指和拇指拿吸棒。

(5)嘱被检者双眼自然睁开,向前看镜子,用左手中指轻拉上睑,睫毛固定在手指下,并将上睑固定在眉弓处。右手中指轻拉下睑,用吸棒吸住镜片的旁中央位置,向外微旋取出镜片。

(6)将镜片扣放在指腹上,吸棒平移取下。

(7)镜片置于掌心,参考戴镜前的护理方法进行清洗。

(8)将镜片放入专用镜盒中并注满保存液,浸泡消毒。

4. 镜片移位的处理

(1)确定镜片的位置:通过镜子可找到镜片的位置。如果没有镜子,可用手指轻轻地放在眼睑不同的区域找到镜片。通过眼睛向不同的方向转动也可确定镜片的位置。

(2)眼睛向镜片相反的方向转动;在睑缘提取眼睑,并放到镜片边缘,随着睑缘对着巩膜,推镜片回到角膜。

5. 除日常清洁和浸泡消毒外,镜片应定期进行除蛋白处理。

【注意事项】

1.吸棒和镜盒应每日清洁,放于阴凉干燥处,每3个月更换一次。

2.当镜片落在地上或其他地方时,若凹面朝上,用水蘸湿手指,轻轻沾起镜片,向上拿起;若凸面朝上,用吸棒轻轻吸住镜片,向上拿起。

3.切勿让镜片接触化妆品、护手霜、发胶、药品或油类物品。先戴镜再化妆,先取镜再卸妆。

【考评标准】

名称:硬性角膜接触镜的摘戴和护理　　　时间:15 min　　　得分:_____

工作步骤	工作内容	分值	评分细则	得分
操作准备	1.着工作装,仪表端庄	2	不符合要求全扣	
	2.备好用品	2	少一样扣2分	
	3.戴镜者剪短指甲,洗净双手并烘干	2	未做全扣	
戴镜前护理	1.镜片清洁,用指腹搓洗	5	不符合要求全扣	
	2.冲洗镜片	5	不符合要求全扣	
	3.检查镜片外观	5	不符合要求全扣	
戴入操作	1.验光师站位正确	4	不正确全扣	
	2.指引被检者紧贴操作台	4	指导不正确或未做全扣	
	3.镜片凹面滴入一滴润眼液	4	未做全扣	
	4.指引被检者注视,配合戴镜	3	指导不正确或未做全扣	
	5.双手正确操作固定眼睑	7	不熟练酌情扣分	
	6.当镜片偏位时进行调整	5	不熟练酌情扣分	
	7.确认镜片贴合再松眼睑	5	未做全扣	
摘镜操作及护理	1.验光师洗手,清洗吸棒	4	未做全扣	
	2.为被检者滴润眼液到结膜囊内,并确认镜片在角膜上活动	5	不正确全扣	
	3.验光师站在被检者右后方,右手示指和拇指拿吸棒	3	不正确全扣	
	4.指引被检者配合	4	指导不正确或未做全扣	
	5.双手正确操作固定眼睑	5	操作不规范或不熟练酌情扣分	
	6.用吸棒吸住镜片的旁中央位置	5	吸镜片正中间的全扣	
	7.从吸棒上取下镜片	4	不熟练酌情扣分	
	8.规范清洗镜片	5	不规范或熟练酌情扣分	
	9.浸泡消毒	4	未做全扣	
素养评价	1.动作娴熟,表情自然	2	熟练度不佳酌情扣分	
	2.与被检者有效沟通	2	与被检者沟通不到位全扣	
总评		100		

实训项目八　RGP 镜的配适评估

【实训目的】

会通过检查结果,选择合适参数的试戴片;能够使用裂隙灯显微镜对 RGP 镜的配适进行评估;能够根据评估结果,进行换片调整;能够向被检者解释 RGP 镜的特点。掌握 RGP 镜配适评估的项目和正常值范围。培养学生认真的态度,对被检者负责的习惯,提高与被检者的沟通能力。

【相关知识】

RGP 配适评估包括动态配适和静态评估。

1. 动态配适

(1)瞬目运动:在其于自然状态下时观察配戴者的瞬目运动情况。

(2)镜片活动:配适适宜情况下,眼球活动时,RGP 镜片的位置不应超越角膜缘部。自然瞬目状态下,RGP 镜片被牵引向角膜上方,然后下降稳定于角膜中央略下方。这一活动为十分规则的上下移动,不可过快或过缓。当移动度偏小或不顺畅时考虑陡峭配适;移动度过快,且左右转动时,考虑平坦配适。

(3)中心定位:RGP 镜片虽有移动,但光学区必须覆盖住瞳孔区才能保证视觉质量稳定。

2. 静态评估

(1)戴 RGP 镜状态下滴入荧光素,在钴蓝光照明下,可见被染成绿色的泪液在角膜与镜片之间的分布,以反映 RGP 镜下的泪液状态,进而判断配适。

(2)无明显角膜散光时,中央区 RGP 镜片与角膜处于适宜的平行状态,荧光素为少量均匀的泪液层存留。

(3)若中央区出现鲜明的荧光显像,有多量的泪液存留,旁周边为一环形暗区,为配适过紧。

(4)如中央区呈现一圆形暗区,相反旁周边出现一环形鲜明的绿亮区,即泪液层存留,为配适过松。

【实训准备与计划学时】

1. 实训准备

(1)器材:RGP 试戴片、硬性角膜接触镜专用护理液、润眼液、收水盘、裂隙灯显微镜、荧光素钠试纸、生理盐水、白毛巾、无屑纸巾等。

(2)检查者:准备好实训用品,操作台铺白毛巾;着工作装,剪短指甲,用无芳香剂的肥皂或洗手液洗净双手并烘干;被检查者取下框架眼镜,正坐紧贴操作台;调试裂隙灯显微镜。

2.计划学时:2学时。

【操作步骤和方法】

1.将要使用的试戴镜充分清洁冲洗,为被检者戴上,嘱其休息。

2.等待20～30 min后,镜片在角膜表面稳定。

3.请被检者端坐于裂隙灯显微镜前,将下巴放好,额头贴紧。适当调整高度使被检者舒适。

4.采用弥散投照法观察镜片的动态配适,记录中心定位、镜片运动等指标。

(1)中心定位:一般镜片要求定位于角膜中心,可略偏下方,偏位不超过+0.5 mm为理想。过多的偏位则为不可接受。

(2)镜片移动度:在1～2 mm合适,过大或过小的移动度则为不可接受,移动度过大常常提示配适偏松,移动度过小常常提示配适偏紧。

(3)移动类型:垂直顺滑,指镜片随瞬目在垂直方向顺滑移动,是理想的移动类型;动摇不定,指镜片在角膜上定位不稳定,容易四处移动,常常是配适过松的表现,需要调整;眼睑控制,指有的眼睑张力大。眼睑紧的配戴者,镜片由眼睑控制,随眼睑的张合而移动。

(4)移动速度:镜片移动速度过慢或过快都不是理想的结果,需要结合镜片评估判断配适。

5.采用钴蓝光弥散投照被测眼(可在物镜前附加黄色滤光片)。观察被测眼镜片的静态配适状态,记录中心区、斜边弧宽度、边缘翘起的荧光充盈。

(1)中心区:镜片与角膜平行配适为理想,泪液层均匀分布于镜片与角膜间,呈淡绿色荧光。中央荧光充盈,而旁中心无荧光(表现为淡黑色或黑色)说明配适过紧;中央无荧光充盈(表现为淡黑色或黑色),而旁中心荧光充盈(表现为浓绿色)说明配适过松。上下方荧光充盈而水平方向无荧光(角膜与镜片接触)是顺规角膜散光配适的表现;而水平方向荧光充盈而垂直方向无荧光(角膜与镜片接触)是逆规角膜散光配适的表现。

(2)斜边弧宽度:斜边弧的宽度在0.6 mm左右是理想的配适状态,过宽或过窄均不满意。角膜散光大时,不同的主子午线方向上斜边弧的宽度会不同。如果是顺规散光,上下方宽度会较大,此时,以观察水平子午线上的宽度来进行评价。

(3)边缘翘起:过多的边缘翘起会造成相应位置角膜干燥,上皮脱落;过小的边缘翘起则造成泪液交换减少,容易发生镜片黏附。

6.根据配适评估结果修正试戴镜参数,如评估不满意,更换试戴镜后再次进行配适评估,确定镜片的曲率半径处方值。有时无法找到完全理想的配适,则可以根据情况采用稍松或稍紧但可接受的配适状态。

7.配适满意后,采用综合验光仪进行片上验光,确定镜片的光度数。

【注意事项】

1.荧光素滴入结膜囊后,须在1～3 min进行静态配适评估,否则荧光素很容易被泪液稀释和泪液交换排出。

2. 个别配戴者试戴镜会游走到球结膜上位置固定,无法使之移动到角膜上,可滴 2 ~ 3 滴润眼液,用吸棒取下镜片,重新配戴。

3. RGP 镜的矫正效果受泪液透镜的影响很大,所以无论是否有角膜散光,都必须进行片上验光来进行最后的镜片光度确认。

【考评标准】

名称:RGP 镜的配适评估　　　　时间:15 min　　　　得分:_____

工作步骤	工作内容	分值	评分细则	得分
操作准备	1. 着工作装,仪表端庄	5	不符合要求全扣	
	2. 物品准备:裂隙灯显微镜、荧光素试纸、硬镜护理液、镜盒、RGP镜试戴片、无屑纸巾等	5	准备不全酌情扣分	
操作过程	1. 规范清洗镜片,为被检者戴镜	10	不熟练或不规范酌情扣分,不能戴上的,该操作否定	
	2. 调试裂隙灯,先采用弥散投照法	5	错一项扣 5 分,不能调试清晰不得分	
	3. 评估中心定位	10	引导被检者配合,酌情给分	
	4. 评估移动度和移动速度	10	引导被检者配合,酌情给分	
	5. 将裂隙灯调为滤光式投照法,选择钴蓝光,加覆黄色滤光片	5	未调不得分	
	6. 进行荧光染色	10	不熟练酌情扣分动作错误或语言描述,不熟练酌情扣分	
	7. 观察各区的静态配适状态	10	语言组织不清晰酌情扣分	
	8. 如有需要,进行调片,直至较理想的配适状态	10	未做不得分,不规范酌情扣分	
	9. 片上验光确定镜片光度	10	根据情况酌情扣分	
操作结束	1. 为被检者摘镜,规范清洁、贮存镜片	5	未做不得分	
	2. 物品收纳整理	5	未做不得分	
总评		100		

实训项目九 | 角膜塑形镜的配适评估

【实训目的】

能够使用裂隙灯显微镜对角膜塑形镜的配适进行评估;能够根据角膜塑形镜的评估结果,进行换片调整;能够向被检者解释角膜塑形镜的控制原理和局限性。掌握角膜塑形镜的设计分区,角膜塑形镜的近视控制原理。培养学生认真的态度及对被检者负责的习惯,提高与被检者的沟通能力。

【相关知识】

1. 角膜塑形镜的近视控制原理 研究发现,周边光学区的远视性离焦能导致近视进展,而配戴角膜塑形镜后,角膜形态发生变化,周边视网膜形成近视性离焦,可以减缓眼轴增长,从而控制近视进展。

2. 角膜塑形镜的设计 角膜塑形镜可分为 VST 设计和 CRT 设计。目前市面上较多的是 VST 设计的角膜塑形镜,本节主要介绍它的评估方法,可分为四个弧段。

(1)基弧区:简称 BC,对角膜的中央区施以下压的力量,决定近视矫正的降幅。

(2)反转弧区:简称 RC,通过泪液流体效应对角膜组织产生外拉的作用,决定角膜塑形的速度。

(3)定位弧区:简称 AC,保障光学中心的稳定性,保证镜片定位正位,保证角膜塑形的效果。

(4)周边弧区:简称 PC,有利于泪液的流畅交换,提高配戴的安全性。

3. 角膜塑形镜的验配流程 见图 5-9-1。

4. 角膜塑形镜的理想配适状态

(1)镜片居中定位。

(2)瞳孔区有镜片"接触"表现为黑色的无荧光区。

(3)AC 区是宽的,与角膜接触的 360°环形。

(4)RC 是窄而深的。

【实训准备与计划学时】

1. 实训准备

(1)器材:角膜塑形镜试戴片、硬性角膜接触镜专用护理液、润眼液、收水盘、裂隙灯显微镜、荧光素钠试纸、生理盐水、白毛巾、无屑纸巾等。

(2)检查者:准备好实训用品,操作台铺白毛巾;着工作装,剪短指甲,用无芳香剂的肥皂或洗手液洗净双手并烘干;被检查者取下框架眼镜,正坐紧贴操作台;调试裂隙灯显微镜。

2. 计划学时:4 学时。

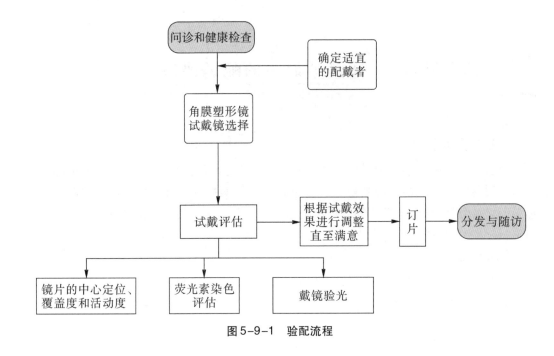

图 5-9-1　验配流程

【操作步骤和方法】

1. 将要使用的试戴镜充分清洁冲洗,为被检者戴上,嘱其闭眼休息。

2. 等待 20 ~ 30 min 后,镜片在角膜表面稳定。

3. 请被检者端坐于裂隙灯显微镜前,将下巴放好,额头贴紧。适当调整高度使被检者舒适。

4. 采用弥散投照法观察镜片的动态配适,包括以下几种。

(1) 中心定位:一般要求镜片定位于角膜中心,可略偏下方,偏位不超过 0.5 mm 为宜。镜片光学区应覆盖瞳孔区。

(2) 活动度:在 1 ~ 2 mm 合适,过大或过小的活动度均不满意。过大提示配适偏松,过小提示配适偏紧。

(3) 移动速度:镜片移动速度过快或过慢都不理想。

5. 裂隙灯显微镜选择钴蓝光,物镜前加覆黄色滤光片。

6. 对戴镜眼进行荧光染色,染色后 1 ~ 3 min 观察。观察镜片的静态配适状态,并记录。

(1) 基弧区:基弧区与角膜之间的接触区应为 3 ~ 5 mm 的暗区,接触区过小时考虑是否定位弧偏紧或者反转胡矢高过高。

(2) 反转弧区:应呈现为 360°的唤醒规则浓绿色亮环,宽度为 0.6 ~ 1.0 mm。如反转弧区过宽提示反转弧偏平坦,如过窄或有气泡提示反转弧过陡峭。

(3) 定位弧区:宽度为 0.6 ~ 1.5 mm,镜片与角膜保持平行配适。泪液层薄,染色后呈淡绿或淡黑色。如有较多荧光,提示过于平坦;如呈现黑暗无荧光提示偏陡。

(4) 周边弧区:镜片周边翘起,呈 360°环形规则浓绿色圆环,宽度为 0.2 ~ 0.5 mm。

7. 如评估不满意,应更换试戴镜再次进行配适评估。

8. 配适满意后,采用综合验光仪进行片上验光,确定镜片的近视降幅。

按 MPMVA 原则进行验光,只追加球镜度,将追加的球镜度与试戴镜的降幅度数相加,就是需要定做的镜片降幅。如果追加度数超过±4.00 D,应进行顶点换算。

【注意事项】

1. 荧光素滴入结膜囊后,应在 1～3 min 进行静态配适评估,否则荧光素很容易被泪液稀释和泪液交换排出。

2. 评估时可用下睑将镜片推到角膜中央,观察镜片自然下坠时有无镜片旋转,如有,提示配适过松。

3. 荧光染色应在镜片中心定位、活动度等检查之后进行,以免对这些项目造成干扰。

【考评标准】

名称:角膜塑形镜的配适评估　　　时间:15 min　　　得分:_____

工作步骤	工作内容	分值	评分细则	得分
操作准备	1. 着工作装,仪表端庄	5	不符合要求全扣	
	2. 物品准备	5	准备不全酌情扣分	
操作过程	1. 规范清洗镜片,为被检者戴镜	10	不熟练或不规范酌情扣分,不能戴上的,该操作否定	
	2. 调试裂隙灯,先采用弥散投照法	5	错一项扣 5 分,不能调试清晰不得分	
	3. 评估中心定位	10	引导被检者配合,酌情给分	
	4. 评估活动度和移动速度	10	引导被检者配合,酌情给分	
	5. 将裂隙灯调为滤光式投照法,选择钴蓝光,加覆黄色滤光片	5	未调不得分	
	6. 进行荧光染色	10	不熟练酌情扣分动作错误或语言描述,不熟练酌情扣分	
	7. 观察各个弧区的静态配适状态	10	语言组织不清晰酌情扣分	
	8. 如有需要,进行调片,直至较理想的配适状态	10	未做不得分,不规范酌情扣分	
	9. 片上验光确定降幅	10	根据情况酌情扣分	
操作结束	1. 为被检者摘镜,规范清洁、贮存镜片	5	未做不得分	
	2. 物品收纳整理	5	未做不得分	
总评		100		

第六单元

临床双眼视技术

实训项目一　移近法（移远法）检测调节幅度

【实训目的】

会用移远法（移近法）测量调节幅度；能对被检者的调节能力进行正确的评估。掌握调节幅度的检测；掌握调节幅度检测的注意事项。培养学生认真、仔细，勤于动手、动脑的学习习惯。

【相关知识】

1. 生理性调节　是指由睫状肌收缩、悬韧带松弛所引起的屈光改变。睫状肌的张力单位是肌度，1 肌度是指能使晶状体增加 1 屈光度所需要的张力。在病理情况下，睫状肌的功能减弱或麻痹，可使其生理性调节减弱或丧失。

2. 物理性调节　是指晶体本身的可塑性变化，即厚度变化，前后囊变化。随年龄增长，晶状体硬化失去弹性，物理性调节减弱或丧失。即使生理性调节正常，晶状体也不能发生形变。反之，若物理性调节功能正常，生理性调节麻痹，同样会失去调节功能。因此，眼的正常调节功能，必须有健全的睫状肌功能和晶状体的可塑性。二者相互协调，同时作用。

3. Donder's 表　见表 6-1-1。

表 6-1-1　Donder's 表

年龄/岁	近点/cm	调节幅度/D
10	7	14.0
20	10	10.0
30	14	7.0
40	22	4.5
50	40	2.5
60	100	1.0

4. 公式　Hofstetter 在 20 世纪 50 年代,经过大量临床试验统计,提出年龄与调节幅度关系的经验公式:最小调节幅度 = 15-0.25×年龄(图 6-1-1)。

$$平均调节幅度 = 18.5-0.3×年龄$$

最大调节幅度 = 25-0.4×年龄

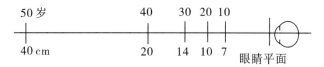

图 6-1-1　年龄与调节的关系

【实训准备与计划学时】

1. 实训准备

(1)器材:综合验光仪、近用视力表(自制近用视标也可)、测试杆一套。

(2)检查者:工作衣,清洁双手、矫正自身的屈光不正,实训报告册,签字笔,纸,实训指导书。

2. 计划学时:2 学时。

【操作步骤和方法】

1. 置入远用屈光处方,近用光心距,并适量调整集合量。

2. 右眼置辅助镜调整平光,左眼遮盖。

3. 开启近用灯,将近视力标放置在 40 cm 处。

4. 叮嘱被检者注视近"十"字视标。

5. 以 1 cm/s 的速度将近视标卡向被测眼移近,接近近点时速度应该慢点,直至视标达到模糊点,记录移近参数。在此基础上缓慢向远离被测眼方向移动,直至视标的线状间隙达到清晰临界点,记录移远参数。

6. 取移近参数和移远参数的均值,换算成调节幅度。

7. 用同样的方法测定左眼和双眼的调节幅度。

8. 如被检眼不能分辨 40 cm 的近视力视标,证实被检眼调节幅度小于+2.50 D,可在被检者眼前置入+3.00 D 的镜片。测试完毕后,将所测得的调节幅度减去+3.00 D 即可。

【注意事项】

1. 综合验光仪的测试杆是将眼镜平面作为 0 位进行计量的,而调节近点的距离应该以眼的前点主点作为 0 位进行计量,因此在检测后应该加上 15 mm。

2. 移近法的模糊临界点与移远法清晰临界点是被检测者的主观判断,应该测定 3 次,取平均值。

【考评标准】

名称:移近法(移远法)测定调节幅度　　　　时间:6 min　　　　得分:_____

工作步骤	工作内容	分值	评分细则	得分
工作准备	1. 着工作装,仪表端庄	5	不符合要求全扣	
	2. 备好器材	5	少一样扣1分	
工作过程	1. 置入球镜度数、柱镜度数、轴向、根据被检者的远用瞳距计算近用瞳距	20	不能正确的置入被检者处方,直接判不及格,不能将近用瞳距调准确扣10分	
	2. 以1 cm/s的速度将近"十"字视标向被测试眼移近至模糊临界点	20	不能出示"十"字视标扣10分,模糊点确定不准确扣10分	
	3. 将近"十"字视标缓慢移远至清晰临界点	20	不能找到临界清晰点扣10分	
	4. 记录近点距离均值,加上15 mm,计算调节幅度	20	记录近点距离不准确,根据误差酌情扣分	
工作结束	1. 物品整理归位	5	酌情给分	
	2. 清理工作台	5	酌情给分	
总评		100		

实训项目二　负镜片法检测调节幅度

【实训目的】

会负镜片法测量调节幅度;能对被检者的调节能力进行正确的评估。掌握负镜片法测量调节幅度,负镜片法调节幅度检测的注意事项。培养学生认真、仔细,勤于动手、动脑的学习习惯。

【相关知识】

相关知识见本单元实训项目一。

【实训准备与计划学时】

1. 实训准备

(1)器材:综合验光仪、近用视力表、测试杆一套。

(2)检查者:工作衣,实训报告册,签字笔,实训指导书。

2. 计划学时:2 学时。

【操作步骤和方法】

1. 完全矫正被检者的屈光不正。

2. 将近用视力表固定于 40 cm,打开近用灯,保证良好的照度。

3. 遮盖左眼,检查右眼。

4. 瞩被检者注视近视力表中最佳视力(远视力)的上一行视标,被检者有两种情况,一为看清,另一种为看不清。

(1)如能看清,说明被检者的调节幅度至少为 2.50 D,此时在被检者眼前以 -0.25 D 为一档缓慢增加负镜片(其间隔时间为 5 s 左右,以保证被检者在每次增加镜片之后有充足的时间恢复视标的清晰)直到被检者所看的视标变为持续模糊,记录最后清晰时增加的负镜度数。调节幅度等于增加的负镜度数绝对值加上 2.50 D(40 cm 处视标的调节需求)。例如:在被检者眼前加 -2.50 D 持续模糊,最后清晰的负镜度数为 -2.75 D,被检者的调节幅度为 2.75 D + 2.50 = +5.25 D。

(2)如果被检者看不清 40 cm 处的视标,说明被检者的调节幅度不足 2.50 D。此时在眼前增加正镜片,缓慢增加,直到刚刚能看清视标,记录所加正镜片的度数。调节幅度等于 2.50 D(40 cm 处的视标产生的调节)减去增加的正镜度数。

5. 遮盖右眼,打开左眼,重复第 4 步,测量左眼的调节幅度。

6. 打开双眼,重复第 4 步,检查双眼的调节幅度。

7. 测定 3 次,取平均值。

【注意事项】

1. 检查必须在屈光的基础上进行,残留近视,检查结果偏大;残留远视,检查结果偏小。

2. 双眼的调节幅度值应该基本相等,考虑被检者的屈光参差时,应该注意被检者双眼是否平衡。

3. 检测视标不应过大,宜取 0.6 左右,否则结果偏差很大。

【考评标准】

名称:负镜片法测量调节幅度　　　　时间:6 min　　　　得分:_____

工作步骤	工作内容	分值	评分细则	得分
工作准备	1. 着工作装,仪表端庄	5	1. 不符合要求全扣	
	2. 备好器材	5	2. 少一样扣 1 分	
工作过程	1. 置入球镜度数、柱镜度数、轴向、调整好综合验光仪水平	20	不能正确地置入被检者处方,直接判不及格;操作有误差酌情扣分	
	2. 出示被检者最佳视力上一行的单个视标	20	不能出示最佳视力上一行的单个视标全扣	
	3. 逐渐增加负镜片,直至被检者主诉视标模糊后,退回 0.25 D	20	不能准确找到被检者模糊点,且误差在 0.75 D 扣 20 分,0.50 D 扣 10 分,0.25 D 扣 5 分	

续表

工作步骤	工作内容	分值	评分细则	得分
工作过程	4.所加的负镜度数的绝对值加上2.50 D为调节幅度	20	记录结果不准确,没有+2.50 D扣20分;结果不准确根据误差酌情扣分	
工作结束	1.物品整理归位	5	酌情给分	
	2.清理工作台	5	酌情给分	
总评		100		

实训项目三 融合交叉柱镜法检测调节反应

【实训目的】

会用融合交叉柱镜测量调节反应;能对被检者的调节能力进行正确的评估。掌握融合性交叉柱镜法测量调节反应,融合性交叉柱镜法测量调节反应检测的注意事项。培养学生认真、仔细,勤于动手、动脑的习惯。

【相关知识】

调节滞后为调节反应与调节刺激之间的差值。大多数人群存在调节滞后,即实际产生的调节反应小于调节刺激,这与人眼的焦深有关。老视者由于调节幅度下降,常常存在调节滞后,可通过测量老视被检者的调节滞后量来计算近用附加镜的度数(相关知识点见验光章节)。

【实训准备与计划学时】

1.实训准备

(1)器材:综合验光仪、近用视力表、测试杆一套。

(2)检查者:工作衣,实训报告册,签字笔,实训指导书。

2.计划学时:2学时。

【操作步骤和方法】

1.双眼视窗内设置被检者习惯的远用处方镜片或刚刚完全矫正后的远用视力镜片,并保证双眼视窗完全打开。

2.调整综合验光仪上的瞳距旋钮,使其符合被检者的近用瞳距。

3.拉下近用视力表杆,固定近用视力表盘于40 cm(相当于调节刺激为2.50 D)。

4.旋转近用视力表盘,暴露视标盘上的"十"字条栅视标并保持低度照明(图6-3-1)。

5.旋转附属键盘镜片旋钮,使±0.50 D的交叉柱镜同时位于被检者双眼视窗之内(图6-3-2)。此交叉柱镜的负轴位固定于90°,正轴在180°,点光源通过这样放置的交叉柱镜形成前后两条焦线,第一条焦线横线在前,第二条焦线竖线在后。

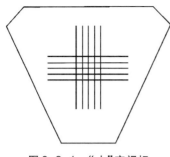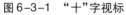　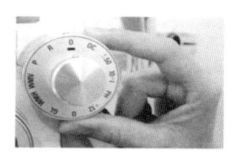

图6-3-1　"十"字视标　　　　　　图6-3-2　附属键盘

6.嘱被检者观看"十"字条栅视标,并报告是横线清楚还是竖线清楚。

(1)如果被检者报告横线与竖线等清晰,或横线较清晰,逐渐增加+0.25 DS的镜片,直至被检查者主诉横线和竖线的清晰度一样。记录附加的临界值,所递加的球镜度即为被检者的调节滞后量。

(2)如果被检者报告竖线较清晰,减低照明后再看。若横线清或横线竖线等清,按(1)的步骤继续;若仍为竖线清,翻转JCC,将负轴转到180°再看。若横线清或横线竖线等清,按(1)的步骤继续,但结果记录为调节超前量,若竖线清,记录为"垂直偏好"。逐渐增加-0.25 DS的镜片,直至被检查者主诉水平焦线和垂直焦线的清晰度一样,记录附加的临界值,所递加的球镜度即为被检者的调节超前量。

7.计算调节反应:调节反应=调节刺激-调节滞后量。

例1:40 cm处检测右眼调节滞后量为+0.50 D,则其调节反应=调节刺激-调节滞后=1/0.40-(+0.50)=2.00 D。

例2:40 cm处检测右眼调节滞后量为-0.75 D,则其调节反应=调节刺激-调节滞后=1/0.40-(-0.75)=3.25 D。

【注意事项】

1.融像交叉柱镜检测的模糊临界点由被检者主观判断,建议检测3次以上,取平均值。

2.检测必须在远方屈光全矫的状态下进行。

【考评标准】

名称:融合性交叉柱镜检测调节反应　　　　时间:6 min　　　得分:_____

工作步骤	工作内容	分值	评分细则	得分
工作准备	1.着工作装,仪表端庄	5	不符合要求全扣	
	2.备好器材	5	少一样扣1分	

续表

工作步骤	工作内容	分值	评分细则	得分
工作过程	1.置入球镜度数、柱镜度数、轴向、调整好综合验光仪水平。根据远用瞳距测定近用瞳距,遮盖左眼,右眼打开	20	不能正确地置入被检者处方,直接判不及格,操作有误差酌情扣分	
	2.辅助镜片调整为±0.50 D交叉柱镜,设置近交叉视标	20	不能出示融合性交叉柱镜扣10分,不能设置近交叉视标扣10分	
	3.横线清晰加正球镜,竖线清晰加负球镜,加到横线和竖线一样清晰,并记录临界值	20	加错镜片扣10分,不能找到临界值扣10分	
	4.正确地记录调节滞后量,并能正确计算调节反应。用同样的方法检测左眼和双眼	20	不能正确计算被检者调节反应扣10分,计算有误差酌情扣分	
工作结束	1.物品整理归位	5	酌情给分	
	2.清理工作台	5	酌情给分	
总评		100		

实训项目四　相对调节测定

【实训目的】

会用综合验光仪进行相对调节功能的检查,进行记录和结果分析,并根据患者的调节情况提出解决方案。掌握相对调节测定的检查原理、操作方法。培养学生认真、仔细,勤于动手、动脑的学习习惯。

【相关知识】

正负相对调节(NRA/PRA)是指在双眼注视状态下,被检者的集合保持不变时调节能增加或减小的能力。在正、负相对调节研究中,最终的目的是看东西时保持舒适的感觉,并能持续用眼。因此正的相对调节要尽量大一些,最低限度也要和负相对调节相等。当正相对调节较大的时候,被检者就相应有大量的调节富余,因而感觉舒适;相反,如果正相对调节较小,被检者就要经常使用很大的努力才能维持正常的工作。因而易于引起睫状肌的紧张和疲劳,在临床上表现为眼紧张和视疲劳。因此正负相对调节的测定有助于双眼视功能的分析,同时也是精确老视被检者下加光的方法之一。

1.相对调节的测定原理

(1)测定正相对调节时,在被检者眼前加上负球镜,为了看清楚近处的物体,晶状体变凸,屈光力增大。此时被检者的调节增大从而导致调节性聚散介入使得眼球内转。随着内转程度的加大,外界物体在非对应点上成像,会形成复视。为了维持清晰的影像,负融像性聚散使眼球外转克服内靠程度,形成单一视。

(2)测定负相对调节时,在被检者眼前加上正球镜,为了看清楚近处的物体,晶状体放松,从而会调节性聚散介入,使得眼球外转。随着外转程度加大,外界物体在非对应点上成像,会形成复视。为了维持清晰的影像,融像性聚散使得眼球内转形成单一视。

加负球镜(被刺激后)直至目标模糊,在此过程中在调节性聚散改变而融像性聚散未介入时,会产生复视,但是感觉不到。

2.影响相对调节的因素　①自身的调节能力。②融像性聚散。③眼位的影响。④AC/A 的影响:AC/A 越大,相对调节越小。⑤焦深:焦深越小,相对调节就小。

【实训准备与计划学时】

1.实训准备

(1)器材:综合验光仪、近用视力表、测试杆一套。

(2)检查者:工作衣,实训报告册,签字笔,实训指导书。

2.计划学时:2 学时。

【操作步骤和方法】

1.在综合验光仪上将被检者远的屈光矫正度数调整好。

2.将近距注视卡放在 40 cm 处,照明良好。

3.调整好近用瞳距,确认双眼均没有遮盖。

4.指导被检者注视近距最佳视力的上一行视标,即双眼同时增加正镜片,直至被检者报告视标持续模糊(即被检者有模糊的感觉,但是仍可辨认视标)。

5.记录增加的正度数总量。

例:被检者屈光为 R,−3.00 D 从−3.00 D 加到−0.50 D 的时候模糊,被检者的度数计算应该是从−3.00 D 变化到−0.75 D,即该被检者的负相对调节为+2.25 D。

6.被检者休息片刻后,指导被检者注视近距最佳视力的上一行视标(图6-4-1),双眼同时增加负镜片,直至被检者报告视标持续模糊(即被检者有模糊的感觉,但仍可辨认视标)。

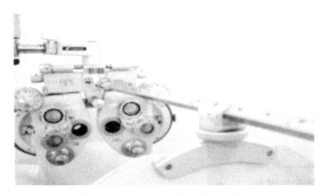

图6-4-1　综合验光仪近视标杆

7. 记录增加的负镜片的度数总量。

例:被检者屈光为 R,-3.00 D 从-3.00 D 加到-6.50 D 的时候模糊,被检者的度数计算应该是从-3.00 D 变化到-6.25 D,即该被检者的实性相对调节为 3.25 D。

【注意事项】

1. NRA 的正常值为+2.50 D,该结果是否正确可以反映患者屈光矫正得准确与否。

2. 若检测时发现 NRA 偏低,可以挡住任一眼,询问此时视标变清了没有。如果仍模糊,则放松调节的能力确实有异常;如果变清了,可继续加到模糊。以此时的结果判定放松调节的能力,同时也说明,患者有较大的外隐斜。

3. 若检测时发现 PRA 偏低,可以挡住任一眼,询问此时视标变清了没有,如果仍模糊,则加大调节的能力确实有异常;如果变清了,可继续加到模糊。以此时的结果判定加大调节的能力,同时也说明,患者有较大的内隐斜。

【考评标准】

名称:相对调节测定　　　　时间:5 min　　　　得分:_____

工作步骤	工作内容	分值	评分细则	得分
工作准备	1. 着工作装,仪表端庄	5	不符合要求全扣	
	2. 备好器材	5	少一样扣 1 分	
工作过程	1. 置入球镜度数、柱镜度数、轴向、调整好综合验光仪水平,根据远用瞳距计算近用瞳距	20	不能正确地置入被检者处方,直接判不及格;操作有误差酌情扣分	
	2. 将距离设置在 40 cm,放置近用杆,投放"十"字视标	20	不能正确的放置近用杆扣 10 分,不能投放"十"字视标 10 分	
	3. 双眼加正镜,直至模糊临界点,并进行记录	20	NRA 模糊点误差在-1.00 D,含-1.00 D 以上,扣 20 分,差-0.25 D 扣 5 分	
	4. 双眼加负透镜,直至模糊临界点,并进行记录	20	PRA 模糊点误差在-1.00 D 含-1.00 D 以上,扣 20 分,差-0.25 D 扣 5 分	
工作结束	1. 物品整理归位	5	酌情给分	
	2. 清理工作台	5	酌情给分	
总评		100		

实训项目五 调节灵活度的测量

【实训目的】

会用镜片摆动法测量调节灵活度;能对被检者的调节灵活度进行正确的评估。掌握调节灵活度的检测,调节灵活度检测的注意事项。培养学生认真、仔细,勤于动手、动脑的学习习惯。

【相关知识】

调节灵活度是测量调节刺激在不同水平变化时所作出的调节反应速度,评估调节反应的耐力和动力。随着年龄增大,调节幅度下降,调节灵活度也随之下降。

单眼和双眼测量:双眼测量不单纯测量调节灵活度,而是同时测量调节和聚散的相互关系。当在两眼前放置正镜时,被检者放松调节以看清视标,同时调节性聚散下降使双眼向外转,这时被检者要运用正融像性聚散以维持双眼单视;相反,当在两眼前放置负镜时,被检者调节紧张以看清视标,同时调节性聚散增加使双眼向内转,这时被检者要运用负融像性聚散以维持双眼单视。因此,正镜同时评估放松调节和正融像性聚散的功能,而负镜同时评估加大调节和负融像性聚散的功能。其中任一功能障碍时,测量结果即较正常人差。若结果正常,则表明两种功能正常。若被检者不能通过双眼,则进行单眼检测以鉴别诊断;若被检者不能同时通过双眼和单眼检测,则表明调节灵活度有问题;若被检者不能通过双眼检测而能通过单眼检测,说明双眼聚散有问题。

【实训准备与计划学时】

1. 实训准备

(1)器材:近用视力表、翻转拍。

(2)检查者:工作衣,实训报告册,签字笔,实训指导书。

2. 计划学时:2 学时。

【操作步骤和方法】

1. 被检者配戴远屈光全矫及双眼平衡处方的镜片。

2. 选择合适度数的翻转拍:当被检者相对调节的绝对值均大于2.50 D时,选用一侧为+2.00 D,另一侧为-2.00 D的翻转拍。否则,选择相对调节中绝对值较小的屈光度数的翻转拍,或者被检者调节幅度的1/3 度数的翻转拍。

3. 选择合适的视力卡,通常为近距 snellen 字母视标 20/20 ~ 20/30 的视力表,或者最佳视力上一行的视标。

4. 选择合适的测试场景:通常照明,测试距离通常为 40 cm。

5. 遮盖左眼,开放右眼。从+2.00 D 一侧开始,要求被检者"看清"视标后立即报告

并翻转翻转拍至 −2.50 D 一侧,视标一旦变清楚立即报告并翻转。依次往返,测量 1 min,记录 1 min 的循环数。对于幼儿,嘱其正确读出视标的开口方向或者字、数、画,以确定其能看清。

6. 同样的方法检测左眼(遮盖右眼)、双眼(双眼同时开放)。

7. 记录结果。结果示例:OU 9 cpm,OD 12 cpm,OS 13 cpm。

8. 评估测量结果。标准值:单眼≥11 cpm,双眼≥8 cpm。

9. 测试不通过的标准:如果在 1 min 测试中不通过,则需重复测量两次。若后两次所测的次数递减,则说明测试不通过。

10. 双眼测量时,因同时存在集合的变化,双眼次数<单眼。不能通过双眼和单眼测量,表明调节灵敏度异常;不能通过双眼而能通过单眼,说明集合异常。

【注意事项】

1. 在做双眼镜片摆动测量时,必须由融像性聚散代替调节性聚散的改变,所以若被检者存在聚散障碍的话,可能通过单眼镜片摆动,而通不过双眼镜片的摆动,双眼次数低于单眼。

2. 双眼调节灵活度测量时,为避免检测时单眼抑制对结果的影响,被检者在配戴常用眼镜的基础上应再配戴偏振镜片眼镜/红绿眼镜,注视偏振视标/红绿视标。

【考评标准】

名称:调节灵活度的测量　　　　时间:5 min　　　　得分:_____

工作步骤	工作内容	分值	评分细则	得分
工作准备	1. 着工作装,仪表端庄	5	不符合要求全扣	
	2. 备好器材	5	少一样扣 1 分	
工作过程	1. 被检者配戴远屈光全矫及双眼平衡处方的镜片	5	裸眼测量判定为不合格,此项不得分	
	2. 选择合适度数的翻转拍:当被检者相对调节的绝对值均大于 2.50 D 时,选用一侧为 +2.50 D,另一侧为 −2.50 D 的翻转拍;否则,选择相对调节中绝对值较小的屈光度数的翻转拍,或者被检者调节幅度的1/3的度数的翻转拍	10	选择翻转拍的度数不正确,此项不得分	
	3. 选择合适的视力卡,通常为近距 snellen 字母视标 20/20～20/30 的视力表,或者最佳视力上一行的视标	10	视力卡选择不正确,此项不得分	

续表

工作步骤	工作内容	分值	评分细则	得分
工作过程	4.选择合适的测试场景:通常照明,测试距离通常为40 cm	10	照明环境错误扣5分,测试距离选择不正确,扣1分	
	5.遮盖左眼,开放右眼。从+2.00 D一侧开始,要求被检者"看清"视标后立即报告并翻转翻转拍至-2.50 D一侧。视标一旦变清楚立即报告并翻转,依次往返,测量1 min。对于幼儿,嘱其正确读出视标的开口方向或者字、数、画,以确定其能看清。同样的方法检测左眼(遮盖右眼)、双眼(双眼同时开放)	30	①单眼测量时未遮盖对侧眼扣5分;②从负镜片一侧开始或者未判断翻转拍镜片类型直接开始测量的,扣5分;③没有指导或不能很好地指导被检者配合完成检查的,扣5分;④对于幼儿,未嘱其正确读出视标的,扣5分;⑤测量时间不是1 min的,扣5分	
工作过程	6.记录1 min的循环数。 结果示例: OU:9 cpm; OD:12 cpm,OS:13 cpm	5	记录的不是1 min的"循环数"而是单次的次数的,此项不得分;单位错误的扣2分	
	7.评估测量结果 标准值:单眼≥11 cpm,双眼≥8 cpm;不能通过双眼和单眼测量,表明调节灵敏度异常;不能通过双眼而能通过单眼,说明集合异常	10	不会判断测量值是否在正常范围内,扣5分;不能判断单眼、双眼测量结果异常的原因,扣5分	
工作结束	1.物品整理归位	5	酌情给分	
	2.清理工作台	5	酌情给分	
总评		100		

实训项目六 Worth 四点法检测融像

【实训目的】

能用 Worth 四点视标检测被检者的融像功能,能衡量被检者有没有融像障碍,深入理会 Worth 四点视标检测感觉性融像的机制。掌握 Worth 四点视标的检测方法,Worth 四点视标检测的注意事项。培养学生认真、仔细,勤于动手、动脑的学习习惯。

【相关知识】

上方为菱形红色视标,左右为"十"字形绿色视标,下方为圆形白色视标。检测时右眼戴红色滤光透镜,左眼戴绿色滤光透镜。由于光拮抗,双眼发生分视,右眼只能看到上方菱形视标和下方圆形视标,左眼只能看到左右"十"字形视标和下方圆形视标,双眼同时注视可看到全部四个视标(图6-6-1)。在双眼同时注视的情况下,若看不到上方的菱形视标,而下方的圆形视标偏绿,证实右眼黄斑抑制;若看不到左右"十"字形绿色视标,而下方圆形视标偏红,证实左眼黄斑抑制;若看到下方的圆形视标呈横置的椭圆形或分离为两个圆形视标,证实双眼复视,为双眼融合功能障碍的表现。本检测方法还能诊断不全性黄斑抑制和交替性抑制等。

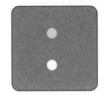  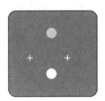

A.内置红色滤光镜右眼所见　　B.内置绿色滤光镜左眼所见　　C.双眼所见

图6-6-1　四灯器视标

【实训准备与计划学时】

1. 实训准备

(1)器材:低照度实验室、综合验光仪、视力表投影仪。

(2)检查者:工作衣,实训报告册,签字笔,实训指导书。

2. 计划学时:2学时。

【操作步骤和方法】

1. 双眼基础状态下,给被检者进行正确的屈光检查。

2. 右眼视孔内置辅镜调整为红色滤光镜RL,左眼内置辅镜调整为红色滤光镜GL。

3. 被检者眼前投放Worth四点视标。

4. 分辨并记录上方红色视标和左右绿色视标是否消失或暗淡的现象(图6-6-2)。在双眼同时注视的情况下,若不到上方菱形红色视标,只能看到左右"十"字形绿色视标,且下方的圆形视标偏绿,证实右视通道关闭,未参与双眼视觉活动,可能为右眼黄斑抑制。若看不到左右"十"字形绿色视标,只能看到上方菱形红色视标,且下方的圆形视标偏红,证实左眼视通道关闭,未参与双眼视觉活动,可能为左眼黄斑抑制。

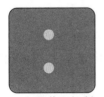 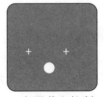 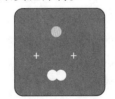

A.左眼黄斑抑制　　B.右眼黄斑抑制　　C.双眼融合功能障碍

图6-6-2　四灯器检查结果

【注意事项】

1. 遮盖左眼视孔,叮嘱被检者确认是否确实看不见左右绿色视标,遮盖右眼视孔。叮嘱被检者是否确认看不见上方红色视标,检验双眼分视视标的质量,并体验光谱拮抗作用的结果。

2. 单眼黄斑抑制者,因视觉中枢长期忽视一眼的视觉,多数已经形成弱视,故在检查前须对被检者的视功能进行预检。若双侧单眼视力均正常,异常检出结果可能为黄斑不全性抑制,即单眼所看见的视标较为暗淡。例如右眼黄斑不完全性抑制,可见红色菱形视标亮度不足。

【考评标准】

名称:Worth 四点检测融像　　　时间:3 min　　　得分:_____

工作步骤	工作内容	分值	评分细则	得分
工作准备	1. 着工作装,仪表端庄	5	不符合要求全扣	
	2. 备好器材	5	少一样扣 1 分	
工作过程	1. 被检者屈光不正进行全矫,双眼置入红绿镜片	20	不能正确置入被检者处方扣 10 分,不能置入正确的滤光片扣 10 分	
	2. 投放 Worth 四点视标	5	不能正确投放四点视标扣 5 分	
	3. 分析双眼同时视异常	30	不能分析同时视异常全扣	
	4. 分析双眼融像异常	20	不能分析双眼融像异常全扣	
	5. 将实验结果进行正确的记录	5	不能进行正确的记录全扣	
工作结束	1. 物品整理归位	5	酌情给分	
	2. 清理工作台	5	酌情给分	
总评		100		

实训项目七 　立体视觉检测

【实训目的】

能用立体视标检测立体视觉;能衡量被检者立体视觉的障碍。理解立体视标检测立体视觉的机制;掌握立体视标的检测方法;掌握立体视标检测立体视觉的注意事项。培养学生认真、仔细、勤于动手、动脑的学习习惯。

【相关知识】

1. 二视标立体视觉检测　视标构成为上方和下方是纵向等长的双线视标,中央为一圆形点状视标。双眼戴偏振镜片,右眼只能看到上方右侧单线、下方左侧单线和中央点状视标,左眼只能看到上方左侧单线、下方右侧单线和中央点状视标。检测双眼同时注视中央圆形视标,产生充分融合(图6-7-1)。双眼所分别见到的分视单线视标存在着微量视差,上方两单线视标像存在散开视差,有散开性融像倾向,以圆形点状视标为参照平面,上方视标显示为凹陷的单一线条像,深度量约为2.1′;下方两单线视标存在集合视差,有集合性融像倾向,以圆形点状视标为参照平面,下方视标显示为凸起的单一线条像,深度值约为1.1′。

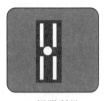

A.裸眼所见

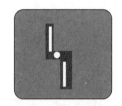

B.内置45°偏振滤镜左眼所见

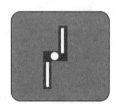

C.内置135°偏振滤镜右眼所见

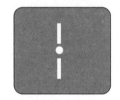

D.正常立体式双眼所见

图6-7-1 双眼内置偏振滤镜所见的二视标立体视标

2.四视标立体视觉检测 视标构成为上、下、左、右各有两条纵向等长线状视标,每组线条的间距按上、右、下、左依次增大,称为检测组视标(图6-7-2)。中央为一圆形点状视标,上、下、左、右分别有加号、正方形、三角形和五星形视标,称为参照组视标。双眼戴偏振滤镜,右眼看到所有检测组视标的左侧线条像和所有参照组视标像,左眼所看到所有检测组视标的右侧线条像和所有参照组视标像。

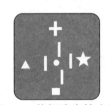

A.内置135°偏振滤光镜右眼所见

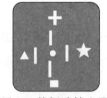

B.内置45°偏振滤镜左眼所见

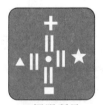

C.裸眼所见

D.正常立体式双眼所见

图6-7-2 双眼内置偏振滤镜所见的四视标立体视标

检测时双眼所见到的各组分视视标像均发生集合视差,四组双线视标形成 4 条凸起的单一线条像。集合视差越大,凸起程度越大,凸起程度按上、右、下、左依次增大。

【实训准备与计划学时】

1. 实训准备

(1)器材:低照度实验室、综合验光仪、视力表投影仪。

(2)检查者:工作衣,实训报告册,签字笔,实训指导书。

2. 计划学时:2 学时。

【操作步骤和方法】

1. 二视标立体视觉检测

(1)双眼基础状态下进行屈光全矫。

(2)双眼视孔内调整为偏振滤镜,右侧视孔 135°偏振镜,左侧视孔内置 45°偏振镜。

(3)投放二视标立体视标。

(4)叮嘱被检者被测双眼注视中心圆点点状视标,分辨上方线条是否凹陷,下方线条是否凸起。

(5)根据线条凹陷或凸起延迟发生的现象定性隐斜(图 6-7-3)。

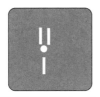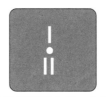

A.上方线条延迟凹陷,为内隐斜　　　　　　B.下方线条延迟凸起,为外隐斜

图 6-7-3　隐斜的判定

(6)异常结果分析:若在检测时上方的线条延迟凹陷≥10 s,表现为上方仍为双线视标像,下方显示为凸起的单一线条像,提示双眼不能动员散开性融像,存在内隐斜。若下方的线条延迟凸起≥10 s,表现为下方仍为双线视标像,上方显示为凹陷的单一线条像,提示双眼不能动员集合性融像,存在外隐斜。

2. 四视标立体视觉检测

(1)双眼基础状态下进行屈光全矫。

(2)双眼视孔内跳调整为偏振滤镜,使右侧视孔 135°偏振滤镜,左侧视孔内置 45°偏振滤镜。

(3)投放四视标立体视标。

(4)叮嘱被检双眼注视中心圆点状视标,依次分辨上、右、下、左线条与中心圆点相比是否凸起。

(5)根据线条凸起的情况定量分析双眼立体视觉。

(6)异常结果分析:若四组双线视标均成四条凸起的单一线条像,立体视锐≤1′;若上方的线条融合为单一的线状视标像,但不显示凸起,立体视锐>1′;若上方和右方的线条融合为单一线状视标像,但不显示凸起,立体视锐>2′;若上方、右方和下方的线条融合为单一线状视标像,但不显示凸起,立体视锐>5′;若四组双线视标融合为单一线状视标像,均不显示凸起,立体视锐>10′。

【注意事项】

1. 双线立体视觉检测的基础条件是双眼融像功能。只有当双眼动感觉性融像使具有视差的双线视标融合为单一线状视标像时,才能将其与参照视标对比,从而判断该单一线状视标像是否凹陷或凸起,进行立体视锐度的分析。若双眼在偏振滤镜下所见的双线视标仍为双线像,只能证实双眼因眼位异常不能动足够的感觉性融像。故双线像没有深度觉,不能进行双眼立体视觉锐度的评定。

2. 从实际检测中发现,由于隐斜的性质不同,被检者对分离视角差和集合视角差的视敏度不一致。二视标立体视检测可以两个不同的方向判断被检眼分离立体视锐度和集合立体视锐度,但不能精确定量。四视标立体视检测则只能测定集合立体视锐度。

【考评标准】

名称:立体视觉检测　　　　时间:5 min　　　　得分:_____

工作步骤	工作内容	分值	评分细则	得分
工作准备	1. 着工作装,仪表端庄	5	不符合要求全扣	
	2. 备好器材	5	少一样扣1分	
工作过程	1. 被检者屈光不正进行全矫,双眼置入偏振镜片	10	不能正确置入被检者处方全扣,没有置入偏振滤光片全扣	
	2. 投放二视标立体视标	5	不能正确投放四点视标全扣	
	3. 分析结果	30	不能分析全扣	
	4. 投放四视标立体视觉,进行立体视标定量分析	30	不能投放立体视标扣5分,不能进行定量分析扣25分	
	5. 将实验结果进行正确的记录	5	不能进行正确的记录扣5分	
工作结束	1. 物品整理归位	5	酌情给分	
	2. 清理工作台	5	酌情给分	
总评		100		

实训项目八　同视机检测（三级视功能测定）

【实训目的】

能用同视机检查同时视、融合范围、AC/A、自觉斜视角、他觉斜视角；能分析同视机检查的结果，并给出解决方案；深入学习同视机结构和检查的机制。掌握同视机的检测方法，同视机检查的操作步骤、记录方法及注意事项。培养学生认真、仔细，勤于动手、动脑的学习习惯。

【相关知识】

同视机又名大型弱视镜或斜视镜，是从 Worth 弱视镜演变过来的。同视机主要用于检查斜视弱视被检者的双眼视功能，视网膜对应情况及斜视度的测定，根据不同诊断眼位斜视度的变化规律，了解眼球运动功能。还可以对被检者行脱抑制训练、异常视网膜对应矫正训练及弱视治疗。

1. 同视机的构造

（1）同视机构造：主要结构分成两大部分，即电源部分及机械转动部分（图6-8-1）。

（2）同视机底座有一金属箱，其中储藏机器的转动部分及电路。座上有两个金属臂连接两个镜筒。每个镜筒均包括目镜、反射镜及画片夹三部分。

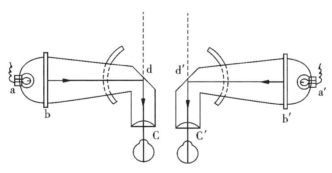

图 6-8-1　同视机的构造

（3）镜筒之臂在底座上有刻度盘，其上有两行刻度。一行为圆周度，一行为三棱镜度，以指明镜筒旋转的角度。两镜筒一般可内转50°、外转40°，镜筒上附有画片的高度及旋转的刻度，可以上下移动及旋转。

（4）同视机的主要结构是两个镜筒。镜筒可以围绕三个轴做各种方向的运动：围绕垂直轴做内收和外展两个方向的水平运动；围绕水平轴做上下方向的垂直运动；围绕矢状轴做旋转运动。镜筒做各个方向的运动都是围绕着眼球旋转中心的位置进行的。

（5）镜筒内装有一个平面反光镜，与视线呈45°，这样能够使两只镜筒分别向左右两个方向弯曲90°。筒的一端装有目镜,另一端装有画片,中间安放一只正7个屈光度的球镜,使画片置于球镜的焦点上。被检者经目镜看到的画片好像来自无限远,其光线是平行的。

(6)同视机的两个臂控制着画片的水平运动。两个臂可以单独运动,也可以用锁固定以后做集合或外展的异向运动,还可以做平行运动。通过不同旋扭可以使画片做垂直和旋转运动。医生能够把镜筒调到各诊断眼位进行检查。

2. 同视机的原理 利用两个镜筒将两眼视野分开,通过凸透镜将物像投射到两眼视网膜的一定位置上,再通过视中枢传导到视皮层进行分析、加工、整合。如果有双眼视觉,便可以将分别来自双眼的物像合二为一。可以借助于同视机板面的刻度了解被检者的斜视度,并对其他一些资料进行分析。

(1)机械照明装置有3种功能。①可以改变照明的强弱,强光时用来做后像法检查。②可产生闪烁刺激:即可自由使单眼照明亮灭,也可使两眼交替亮灭,同时亮灭的频率可有数种。③可使Haidinger氏刷正转、倒转,用于治疗旁中心注视。

(2)同视机同时知觉画片共分四类(图6-8-2)。同时知觉画片用于检查双眼同时知觉,按其画片的大小不等,按视角的不同又分为3类。①旁黄斑画片:其对应的视角是10°,能够投射到旁黄斑区。②黄斑画片:其对应的视角是3°~5°。③中心凹画片:其对应的视角是1°。

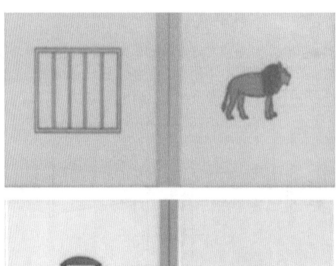
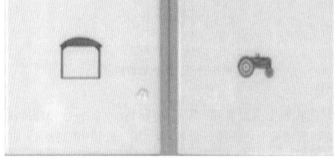

图6-8-2 同视机同时知觉画片

(3)融合同时知觉画片用于检查二级双眼视功能(图6-8-3)。每张画片都设计一个特殊部分称为控制点,控制点的位置也分别为中心控制点、黄斑控制点和旁黄斑控制点。

融合画片(二级画片)主要用于融合范围的检测及训练,按视角大小分为二级 10°、5°、3°
画片。

(4)立体视画片:这类画片是检查立体视觉的(图 6-8-4)。每一对画片的图案存在
水平差异,水平视差被视觉中枢感知会产生深度知觉。较复杂的画片看上去会形成不同
深度的平面。立体视画片包括一般立体视画片及随机点立体视画片,前者用于立体视的
定性测定,后者用于立体视锐度的测定。

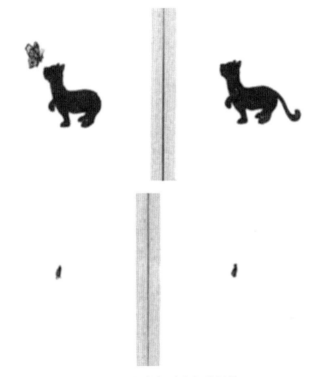

图 6-8-3 同视机融合知觉画片

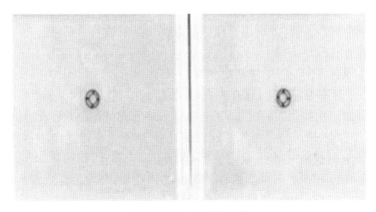

图 6-8-4 立体视画片

（5）黑丁格刷（Haidinger 刷）：是利用视网膜内视现象所设计的，其构造是通过一片极化滤过片及深蓝色玻璃，注视时可以看到视野中有两只三角形的深棕色小刷。被检者不能以黄斑中心凹注视，看不到此刷或虽看到但移到视野周边。

【实训准备与计划学时】

1. 实训准备

（1）器材：低照度实验室、同视机、镜片箱。

（2）检查者：工作衣，实训报告册，签字笔，实训指导书。

2. 计划学时：2 学时。

【操作步骤和方法】

1. 首先调好被检者的下颌托、额托、瞳距。令被检者注视目镜中的画片，调整仪器把所有刻度的指针都调整到 0，特别要注意垂直和旋转的刻度盘。

2. 自觉斜视角检查：使用同时知觉画片，如狮子和笼子。将注视眼镜筒固定于 0 处，令被检者手持另侧镜筒手柄，将狮子装入笼子中。此时镜筒臂所指的度数为自觉斜视角。如果两个画片不能重合时，说明无同时视功能，其表现有两种情况。一种是只能看到一侧画片，可记录为单眼抑制；另一种是看到两个画片但不能重合，可记录为同侧复视或记录交叉点（当一眼注视某一点后，两个画片突然变换位置，此点即为交叉注视点）。

3. 他觉斜视角检查：使用同时知觉画片，如狮子和笼子，令被检者注视其中一个画片注视点，观察被检者另一眼角膜反光位置，看光点是否位于瞳孔中央。如果不在瞳孔中央，检查者推动另一臂，使镜筒出射的光点移动到瞳孔中心处，刻度读数则为被检者的他觉斜视角度数。或交替点亮及熄灭镜筒的照明装置，令双眼分别注视，观察眼球有无恢复注视位运动。如果有眼球运动，则稍移画片位置至两眼完全不动时的角度即为被检者的他觉斜视角。

（1）测量第一眼位的斜视角（客观斜视角）。

（2）测量向左、右各移动 15° 的斜视角；如三个角度相同，为共同性；若差别超过 4° ~ 6°，考虑有非共同性。

（3）测量 A、V 征：向正上和正下方移动画片 25° 检查客观斜视角（Ⅰ级画片）

（4）测量调节性内斜视，分别检查裸眼与戴镜矫正眼镜的原在位的斜视角。

4. AC/A 检查

（1）应用Ⅰ级黄斑中心凹画片测定主观斜视角，再插入 −3.00 D 镜片重复测定主观斜视角，如果查不到主观斜视角，改查客观斜视角。

（2）公式：（第二次检查的斜视角 − 第一次主观斜视角）在除以 3，即可得到 AC/A。

5. 融合范围检查：使用融合画片，将融合画片分别置于两镜筒内。紧锁双侧镜筒，从融合点开始（自觉斜视角），水平或垂直移动（异向同速）两侧镜筒。当任一控制点消失，主体分裂为两个，记录此时两镜筒移动刻度的代数和，即为融合范围。正常融合范围如下。集合平均为：25° ~ 30°，开散：4° ~ 6°。垂直分开：2° ~ 4°，旋转：15° ~ 25°。

6. Kappa 角的检查：将 Kappa 角测量画片置于画片槽内，画片上有一行数字"E D C B A 0 1 2 3 4 5"。令被检者注视中央的"0"，若角膜映光点位于鼻侧，为正 Kappa 角；位于颞侧为负 Kappa 角。依次注视其他数字直至角膜反光点正对瞳孔中央,此时度数就是 Kappa 角的度数。每个数字为1°。

【注意事项】

1. 同视机检查一般可以在自然光下进行,或者降低环境照明以使检查者能看清被检者角膜反光,应注意调整被检者的瞳距及颌托高度。

2. 同视机检查分为戴镜和不戴镜检查,可将与被检者所戴眼镜处方一致的试镜片插于目前的辅助镜架上以补偿被检者的屈光不正;可先检查被检者的自觉斜视角再进行他觉斜视角的检查;可在双眼分别作注视眼时检查。

【考评标准】

名称:同视机检查　　　　时间:10 min　　　　得分:_____

工作步骤	工作内容	分值	评分细则	得分
工作准备	1. 着工作装,仪表端庄	5	不符合要求全扣	
	2. 备好器材	5	少一样扣1分	
工作过程	1. 被检者坐于同视机前,下颌放置于下颌托上,上颌顶住上颌架	10	不能正确指导被检者坐姿扣10分	
	2. 固定一镜筒,另检查者推动另一镜筒臂,使两张同时画片完全重合	10	不能固定镜筒扣5分,不能指导被检者将两张画片重合扣5分	
	3. 交替点灭灯源,另双眼分别注视画片,测定他觉斜视角	15	不能置入同时画片扣5分,不能测定他觉斜视角扣10分	
工作过程	4. 应用Ⅰ级黄斑中心凹画片测定主观斜视角,再插入一3.00 D镜片重复测定主观斜视角。如果查不到主观斜视角,改查客观斜视角	15	不能正确地投放Ⅰ级黄斑中心凹画片扣5分,不能测定主观斜视角扣5分,不能计算出 AC/A 扣5分	
	5. 使用融合画片,调整测量标尺,测定融合范围检查	25	不能将镜筒锁定在被检者的自觉斜视角上扣10分,不能正确进行融合范围的测定扣15分	
	6. 将实验结果进行正确的记录	5	不能进行正确地记录全扣	
工作结束	1. 物品整理归位	5	酌情给分	
	2. 清理工作台	5	酌情给分	
总评		100		

实训项目九   集合近点测定

【实训目的】

会用综合验光仪进行集合幅度的检测;能通过集合能力的检测评估被检者的集合能力,并给出治疗方案;理解集合的机制。掌握集合幅度的检测方法,深入学习集合和眼位之间的关系。培养学生认真、仔细,勤于动手、动脑的学习习惯。

【相关知识】

1. **集合**   集合也称为辐辏,是眼与调节同等重要的一个参数,分为自主性和非自主性两种。自主性集合的程度往往是因人而异,并可以使之通过训练加强;非自主性集合是反射的,在正常情况下,非自主性集合与调节紧密地联系在一起成为联动运动。

2. **集合幅度**   在调度最大集合达到复视极限时,双眼视轴的交点为集合近点,集合近点至双眼旋转中心连线的垂直距离为集合近点距离。根据被检测的瞳孔间距和集合近点距离可以算出在维持融像的条件下,双眼所能付出的最大的集合量,称为集合幅度。

【实训准备与计划学时】

1. 实训准备

(1)场地:低照度实验室。

(2)器材:综合验光仪、近用视力表、测试杆一套。

(3)检查者:穿白大衣、清洁双手、矫正自身的屈光不正,实训报告册,签字笔,实训指导书。

2. 计划学时:2 学时。

【操作步骤和方法】

1. 双眼基础状态为裸眼或屈光矫正后所得的球柱镜片组合位于双眼视窗,瞳距调整为近用瞳距。

2. 拉下近视力表杆,固定近视力表盘于 33 cm 处。

3. 旋转近视力表盘,暴露一行纵行排列的视标(可以自制一个视标)。

4. 嘱被检者双眼平视前方 33 cm 处的视标,慢慢将视力表盘向被检者移近,直至被检者报告视标分离为两个出现复视时,即达到被检者的集合近点,记录近视力表杆上显示的距离。(若被检者在整个过程中并未观察到视标分离,而是表现为一眼的突然外转,此时也说明被检者的集合达到极限)

5. 记录集合近点值。临床上一般认为正常值是 6~8 cm,小于 5 cm 为集合过强,大于 10 cm 为集合不足。

【注意事项】

1. 综合验光仪的近视标尺是以眼镜平面为"0"位定量检测距离的,故集合近点距离的测定最后应该"0"位加到双眼旋转中心的垂直距离13 mm。

2. 极个别检测则在近视标移动于"0"刻度时,仍能位置双眼融像,提示集合幅度倾向无限大。

【考评标准】

名称:集合近点测定　　时间:25 min　　得分:_____

工作步骤	工作内容	分值	评分细则	得分
工作准备	1. 着工作装,仪表端庄	5	不符合要求全扣	
	2. 备好器材	5	少一样扣1分	
工作过程	1. 置入球镜度数、柱镜度数、轴向、调整好综合验光仪水平,根据远用瞳距测定近用瞳距	20	操作有误差酌情扣分	
	2. 将距离设置在40 cm,放置近用杆,投放单个视标	20	不能正确地放置近用杆扣10分,不能投放单个视标10分	
	3. 近用视标朝双眼以每秒1 cm的速度移近,近用视标向回微量移远	20	移动速度不正确的扣10分,临界点不正确扣10分	
	4. 取复视临界值距离与融像临界距离的均值,并用公式 $C_d = \dfrac{P}{d}$	20	不能正确取复视临界值距离与融像临界距离的均值扣10分,不能用公式计算扣10分	
工作结束	1. 物品整理归位	5	酌情给分	
	2. 清理工作台	5	酌情给分	
总评		100	不能正确地置入被检者处方,直接判不及格	

实训项目十　交替遮盖试验

【实训目的】

会用交替遮盖试验检测被检者的眼位;能衡量被检者隐斜或斜视的方向和程度。掌握交替遮盖试验的检测方法;掌握交替遮盖试验检测眼位的注意事项。培养学生认真、仔细、勤于动手、动脑的学习习惯。

【相关知识】

交替遮盖单眼,使其处于打破双眼视状态下,观察有无眼位异常。在交替遮盖法中总是有一只眼被遮盖住,就不容易恢复双眼视。这是在消除融合眼位的条件下检查有无斜视的一个最基本的检查方法。

【实训准备与计划学时】

1. 实训准备

（1）器材：遮盖棒、手电筒、水平和垂直的棱镜排、视力表、近用遮盖试验视力表。

（2）检查者：工作衣，清洁双手、矫正自身的屈光不正，实训报告册，签字笔，纸，实训指导书。

2. 计划学时：1 小时。

3. 视标选择

（1）远距离检查时，使用被检者双眼中较差眼的最好远矫正视力的上一行视标。近距离检查时，使用近视力表，能控制调节的单个视标，检查距离约 40 cm。使用被检者双眼中较差眼的最好矫正视力的上一行视标，或使用相应大小的图形视标。

（2）由被检者手持视力表，检查者手持遮盖棒。

（3）室内的照明使检查者可以观察到被检者眼睛的运动情况。

（4）检查者应站在一个既容易观察，又不妨碍被检者视线的位置。

【操作步骤和方法】

1. 让被检者注意盯住视标，并保持视标清晰。

2. 将遮盖棒遮盖被检者右眼 2～3 s，迅速移动遮盖棒至左眼。观察去遮盖瞬间右眼的移动方向。

3. 将遮盖棒遮盖被检者左眼 2～3 s，迅速移动遮盖棒至右眼，观察去遮盖瞬间左眼的移动方向。

4. 重复 2、3 步骤多次。

5. 根据去遮盖瞬间眼球的运动方向，可以判断眼球斜视偏离的方向见表 6-10-1。

表 6-10-1　眼球运动方向检查

去遮盖瞬间眼球运动方向	眼球斜视偏离方向
内	外斜
外	内斜
上	下斜
下	上斜

6. 眼球斜视偏斜的方向可以用列棱镜棒测量。将列棱镜棒尽量近地置于任何一眼前，重复交替遮盖试验，逐步增加棱镜度，直至交替遮盖试验中没有观察到双眼眼球运动。使用的棱镜方向见表 6-10-2。

7. 交替遮盖试验近距约 40 cm 处进行，被检者或检查者手持近视力表，放于被检者眼睛水平，并保持良好照明。

表 6-10-2　不同斜视的棱镜选择

眼球斜视偏斜方向	列棱镜棒方向
外斜	底朝内 BI
内斜	底朝外 BO
下斜	底朝上 BU
上斜	底朝下 BD

8.用"CT"或"cover test"表示该试验;用 sc 表示没有屈光矫正状态,用 cc 表示屈光完全矫正状态;记录 D 表示远距离,N 表示近距离;用以下的缩写表示方法:E 表示内斜,X 表示外斜,RH 表示右眼上斜,LH 表示左眼上斜;P 表示隐斜,T 表示斜视;如果偏斜属于斜视,用 R、L、ALT 分别表示右眼斜视、左眼斜视、交替性斜视;可使用棱镜进行中和,记录棱镜度。

【注意事项】

1.对于有屈光不正的被检者,需检测戴镜与不戴镜状态下斜视的方向。

2.交替遮盖试验可确定是否有斜视,但不能区别是斜视还是隐斜。

【考评标准】

名称:交替遮盖试验　　　　时间:3 min　　　　得分:_____

工作步骤	工作内容	分值	评分细则	得分
工作准备	1.着工作装,仪表端庄	5	不符合要求全扣	
	2.备好器材	5	少一样扣1分	
工作过程	1.被检测者双眼向前平视,检查者以近光标投照被检测眼,投照光居中,被检测眼注视光标,遮盖右眼,观察去遮盖瞬间右眼的移动方向。用同样的方法测定左眼。判断眼球斜视偏离的方向并正确记录	40	检查姿势不正确扣5分,不能判断斜视方向扣10分,左眼同上。不能记录实验结果扣10分	
	2.眼球斜视偏斜的方向可以用列棱镜棒测量。将列棱镜棒尽量近地置于任何一眼前,重复交替遮盖试验,逐步增加棱镜度,直至交替遮盖试验中没有观察到双眼眼球运动	40	列棱镜棒方向放置错误扣10分,未达到检查重点提前结束扣10分,不能记录实验结果扣10分	
工作结束	1.物品整理归位	5	酌情给分	
	2.清理工作台	5	酌情给分	
总评		100		

实训项目十一 遮盖和试验去遮盖试验

【实训目的】

会用遮盖试验和去遮盖试验检测被检者的眼位;能衡量被检者有无隐斜、斜视,以及隐斜或斜视的方向;深入理解遮盖试验和去遮盖试验的机制。掌握遮盖试验和去遮盖试验的检测方法,遮盖试验和去遮盖试验检测眼位的注意事项。培养学生认真、仔细,勤于动手、动脑的学习习惯。

【相关知识】

1. 遮盖试验

(1)原理:用于鉴别斜视和隐斜,并判断斜视的方向。当采用遮盖板遮盖斜视被检者的注视眼时,未遮盖的偏斜眼从强迫眼位转向注视眼位,以注视目标。此时遮盖板下面的注视眼转向偏斜位,检查者看不见。

(2)结果分析:若未遮盖眼发生眼位转移诊为斜视,移向颞侧方者为显内斜视,移向鼻侧方者为外斜视,右眼移向下方或左眼移向上方者为右眼上斜视,左眼移向下方或右眼移向上方者为左上斜视。由于一眼眼位下移与另一眼眼位上移是功能相同的眼位运动现象,故记录上斜视。

若遮盖右眼,未遮盖的左眼发生眼位移动,遮盖左眼,未遮盖的右眼不发生眼位移动,诊断为左眼麻痹性显性斜视。若遮盖右眼,未遮盖的左眼发生眼位移动,遮盖左眼,未遮盖的右眼发生大致等量的眼位移动,诊为共同性斜视。

若遮盖右眼,未遮盖的左眼不发生眼位移动,遮盖左眼,未遮盖的右眼不发生眼位的移动,则诊断为无斜视。无斜视可能为正位眼或隐斜。在遮盖一只眼消除双眼融合时,隐斜仅表现为遮盖眼发生眼位变化,检查者看不见。未遮盖眼则始终注视视标,无眼位变化。

2. 去遮盖试验

(1)原理:用于诊断隐斜,并判断隐斜的方向。采用遮盖板遮盖一眼,可充分消除双眼融合,若被检者有隐斜,则被遮盖眼从注视眼位转向异常眼位,当突然移去遮盖板时,被检测者逐渐恢复双眼融合,原来处于异常眼位的被遮盖眼则向注视眼转移,以维持双眼单视。

(2)结果分析:若去遮盖眼发生眼位转移诊为隐斜,移向颞侧方者为内隐斜,移向鼻侧方者为外隐斜,右眼移向下方为或左眼移向上方者为右上隐斜,左眼移向下方或右眼移向上方者为左上隐斜(图6-11-1)。

若右眼去遮盖不发生眼位转移,左眼去遮盖也不发生眼位转移,则诊为无隐斜。无隐斜可能为正位眼或斜视。斜视的偏斜眼去遮盖后仍然停留在强迫眼位,故去遮盖无眼位变化。

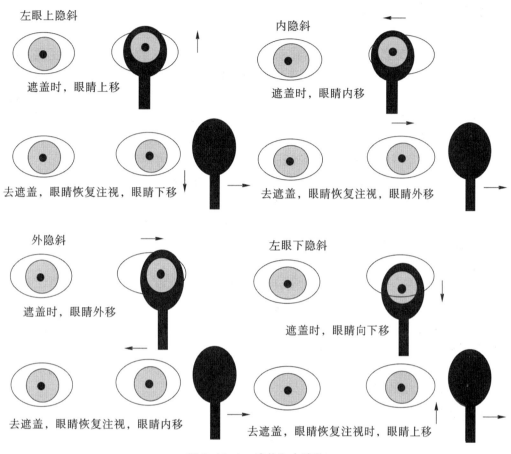

图6-11-1　遮盖和去遮盖

【实训准备与计划学时】

1. 实训准备

（1）器材:遮盖棒、手电筒、水平和垂直的棱镜排、视力表、近用遮盖试验视力表。

（2）检查者:工作衣,清洁双手、矫正自身的屈光不正,实训报告册,签字笔,纸,实训指导书。

2. 计划学时:1小时。

3. 视标选择:

（1）①远距离检查时,使用被检者双眼中较差眼的最好远矫正视力的上一行视标。②近距离检查时,使用近视力表,能控制调节的单个视标,检查距离约40 cm。使用被检者双眼中较差眼的最好矫正视力的上一行视标,或使用相应大小的图形视标。

（2）由被检者手持视力表,检查者手持遮盖棒。

（3）室内的照明使检查者可以观察到被检者眼睛的运动情况。

（4）检查者应站在一个既容易观察,又不妨碍被检者视线的位置。

【操作步骤和方法】

1. 检查左眼,双眼同时睁开,遮盖被检者右眼。在遮盖右眼的瞬间注意观察左眼的运动情况。如果左眼没有运动,表示在双眼同时注视视标时左眼的方向就是注视方向。移动遮盖棒交替遮盖双眼,停留时间约24 s,观察双眼正常的相互关系,重复。

2. 检查右眼,双眼同时睁开,遮盖被检者左眼。在遮盖左眼的瞬间注意观察右眼的运动情况。如果右眼没有运动,表示在双眼同时注视视标时右眼的方向就是注视方向。移动遮盖棒交替遮盖双眼,停留时间为2~3 s,观察双眼正常的相互关系,重复。

3. 假如在1、2两步中观察到双眼都没有运动,则被检者有隐斜。

4. 假如在1、2两步的任何一步中发现眼球移动,则被检者有斜视。区分交替性斜视与固定性斜视,开始遮盖一眼,在去遮盖瞬间,注意观察未遮盖眼的移动方向。

(1)如果右眼遮盖时左眼移动了,去遮盖右眼同时观察左眼:①如果去遮盖右眼瞬间,左眼没有移动,则被检者为交替性斜视。②如果去遮盖右眼瞬间,左眼移动了,则被检者为固定性左眼斜视。

(2)如果右眼遮盖时左眼没有移动,而在左眼遮盖时右眼移动了,则去遮盖左眼,同时观察右眼:①如果去遮盖左眼瞬间,右眼没有移动,则被检者为交替性斜视。②如果去遮盖左眼瞬间,右眼移动了,则被检者为固定性右眼斜视。(即在双眼同时注视时,左眼能注视视标,而右眼处于斜视位,没有注视视标。)

5. 遮盖试验和去遮盖试验近距约40 cm处进行,被检者或检查者手持近视力表,放于被检者眼睛水平,并保持良好照明。

【注意事项】

1. 对于有屈光不正的被检者,需检测戴镜与不戴镜状态下斜视的方向。

2. 若遮盖试验提示双眼均无眼位变化,须进一步进行去遮盖试验,排除隐斜。

【考评标准】

名称:遮盖试验和去遮盖试验　　　　时间:3 min　　　　得分:_____

工作步骤	工作内容	分值	评分细则	得分
工作准备	1. 着工作装,仪表端庄	5	不符合要求全扣	
	2. 备好器材	5	少一样扣1分	
工作过程	1. 被检者双眼向前平视,检查者以近光标投照被检眼,投照光居中。被检眼注视光标,遮盖右眼,观察左眼眼位,左眼移位,则左眼为斜视,判断斜视方向。用同样的方法测定右眼	20	检查姿势不正确扣5分,不能判断斜视方向扣5分。右眼同上	

续表

工作步骤	工作内容	分值	评分细则	得分
工作过程	2. 定性诊断麻痹性斜视与共同性斜视眼位的变化。麻痹性斜视单侧眼位变化,共同性斜视双侧眼位变化,将交替遮盖试验结果进行正确的记录	25	不能区分麻痹性斜视和共同性斜视扣 20 分,不能记录实验结果扣 5 分	
	3. 若交替遮盖不动时,进行去遮盖试验,判断隐斜的情况	20	不能用去遮盖试验进行左右眼隐斜诊断扣 20 分	
	4. 定性判断隐斜的方向,将去遮盖试验结果进行正确的记录	15	不能定性判断斜视结果扣 10 分,不能正确记录实验结果扣 5 分	
工作结束	1. 物品整理归位	5	酌情给分	
	2. 清理工作台	5	酌情给分	
总评		100		

实训项目十二　马克多斯杆检测眼位

【实训目的】

能用单侧马克多斯杆和双侧马克多斯杆检测被检者的眼位;能衡量被检者有无隐斜、斜视,以及隐斜或斜视的大小;深入理解单侧马克多斯杆和双侧马克多斯杆法的机制。掌握单侧马克多斯杆试验和双侧马克多斯杆试验的检测方法,马克多斯杆检测的注意事项。培养学生认真、仔细,勤于动手、动脑的学习习惯。

【相关知识】

马克多斯杆试验是目前最常用的方法,也是只需要插片箱就可以完成的方法,所以大家一定要学好此方法,准确测量出隐斜的斜度。隐斜的度数与症状存在明显的关系,通过测试可发现与代偿不足有明显关系。远眼位马克多斯杆试验可在 5 m 距离进行,近眼位马克多斯杆试验是在 40 cm 距离进行。

马克多斯杆试验主要是双眼测试,只是一只眼(非斜视眼)放上马克多斯杆片(综合验光仪上辅助功能钮的右边 RMV、RMH,左边 WMV、WMH),分离双眼视觉,所验出的斜视量包括隐斜与斜视两部分之和。它分别有单马克多斯杆试验、双马克多斯杆试验。单马克多斯杆试验用于定量水平或垂直性斜视量,双马克多斯杆试验用于定性与定量旋转性斜视。由于是定性或定量斜视,有些投影的测试点是不够亮时,请用手电筒或蜡烛代替。放马克多斯杆片的眼镜是看到一条光条,不是一个点。

1. 单马克多斯杆试验 在非斜视(如果不知是否有斜视,放在哪边都可以,建议把马克多斯片放在主视眼上)眼上放马克多斯杆片,例如右眼前放水平(垂直)马克多斯杆片,使被检者把点光看成光条,左眼看到的是点(图6-12-1)。如果垂直(水平)光条与点叠合在一起,那么双眼正位;如果点在垂直(水平)光条左边(同侧复视),证明被检者有内斜视。如果点在垂直(水平)光条的右边(交叉复视),证明有外斜视。在眼前放上棱镜,使点与光条叠合,当叠合时所用的棱镜度就是该被检者的斜视度。

L眼加马克多斯杆片

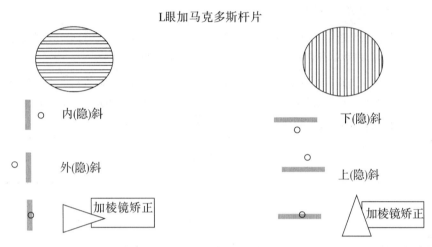

内(隐)斜

外(隐)斜

加棱镜矫正

下(隐)斜

上(隐)斜

加棱镜矫正

图6-12-1 马克多斯杆试验

2. 双马克多斯杆试验 用于测试旋转性斜视(图6-12-2)。双马克多斯杆试验:测试旋转性斜视。同时有双眼前放置马克多斯杆试验片,综合验光仪上是用红白马克多斯杆试验杆片,放上水平马克多斯杆试验时,被检者看到两垂直的光条,正常是平行的。当不平行时,有旋转性斜视存在。那就应分别测试水平与垂直时的眼位所需的棱镜,用公式算出旋转度数。如果是用试镜架来处理,可以让被检者自己旋转马克多斯杆试验片,让两光条平行,此时试镜架轴位刻度的变化量即是旋转度数。如是一条线向鼻侧倾斜,即是外旋转性斜视。

【实训准备与计划学时】

1. 实训准备

(1)器材:综合验光仪(镜片箱)、点光源、遮盖板。

(2)检查者:工作衣,实训报告册,签字笔,实训指导书。

2. 计划学时:2学时。

【操作步骤和方法】

1. 单马克多斯杆试验

(1)双眼在远方式屈光矫正的基础上进行眼位测定。

(2)右侧视孔内置辅助镜调整为水平红色马克多斯杆透镜 RMH,左侧视孔置于"0"位。

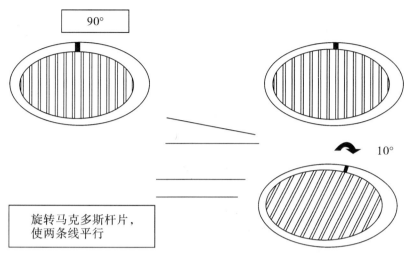

图 6-12-2　双马克多斯杆试验

（3）左侧视孔外置辅助调整为旋转棱镜，"0"位调整到垂直方向。

（4）投放 5 m 或 40 cm 的视标。

（5）叮嘱被检者辨认双眼所看到的视标，确认被检测右眼看到纵向红色线条，左眼看到白色视标。

（6）用遮盖板遮盖 3～5 s，移开遮盖板，询问被检测者看到纵向红色线条与白色点视标是否重合。若两者重合，则为正视眼；若两者分离，则被检者有水平隐斜，同侧性复视，被检者为内隐斜（右眼所看到的红色纵向线条在右，左眼所看到的白色点视标在左）。交叉性复视为外隐斜（右眼看到的红色纵向线条在左，左眼看到的白色点在右）。内外调整左侧视孔前的旋转棱镜的底位手轮，直至重合，记录调整的值。此时的值为被检者水平隐斜的度数。

（7）同理右侧置垂直红色的马克多斯杆，左侧的旋转棱镜调整为"0"位在水平方向，检查被检者上下的眼位，红线在下为右上隐斜，红线在上为左上隐斜，上下调整左侧视孔前的旋转棱镜的底位手轮，直至两者重合。记录此时的量值，即为被检者垂直隐斜的量见下表。

马克多斯杆透镜检测隐斜的定性和定量分析

图形	定性分析	定量分析
线条在点视标右侧	外隐斜	旋转棱镜底向外侧转动
线条在点视标左侧	外隐斜	旋转棱镜底向内侧转动
线条在点视标下方	右上隐斜	旋转棱镜底向上方转动
线条在点视标上方	左上隐斜	旋转棱镜底向下方转动

2.双马克多斯杆试验

（1）检查者将红绿两种颜色的马克多斯杆放在试镜架上,左眼放绿色马克多斯杆,右眼放红色马克多斯杆,马克多斯杆垂直放好。

（2）让被检者通过马克多斯杆观察点光源,变成红绿两条水平光带。

（3）在一眼前加一垂直三棱镜,使两条光带分开,如一光带发生倾斜,则转动马克多斯杆,使之与另一条光带平行,可以读出旋转斜视的度数。

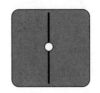

双眼视标重合，被检眼没有水平斜视

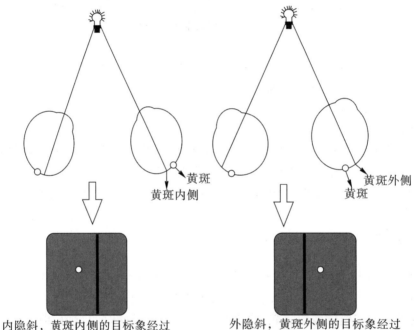

黄斑

黄斑内侧

黄斑外侧

黄斑

内隐斜，黄斑内侧的目标象经过

外隐斜，黄斑外侧的目标象经过

图6-12-3　马克多斯杆试验结果分析

【注意事项】

1.无色马克多斯杆和红色马克多斯杆的操作用途是一样的。如果不同的马克多斯杆所检测的结果不一样,可能是操作失误。

2.远用的使用方法和近用的使用方法一样。

【考评标准】

名称:马克多斯杆检测眼位　　　时间:5 min　　　得分:_____

工作步骤	工作内容	分值	评分细则	得分
工作准备	1. 着工作装,仪表端庄	5	不符合要求全扣	
	2. 备好器材	5	少一样扣1分	
工作过程	1. 被检者屈光不正进行全矫,测量远方式眼位,右侧视孔调整为水平红色马克多斯杆透镜	10	不能正确置入被检者处方扣5分,不能调整马克多斯杆和回旋棱镜扣5分	
	2. 投放马克多斯杆视标,遮盖右眼3～5 s,消除融像,判断隐斜	10	不能消除融像扣5分,不能判断隐斜类型扣5分	
	3. 旋转回旋棱镜,直至点和线重合,记录被检者水平斜位量	10	不能将点和线调整置重合扣10分	
	4. 右侧视孔调整为垂直红色马克多斯杆透镜,左侧调整为回旋棱镜,"0"刻度在水平方向,用同样方法进行测定,记录垂直方向斜位量	20	不能调整马克多斯杆和回旋棱镜扣5分,不能测定垂直眼位置扣15分	
	5. 被检者左右眼同时加马克多斯杆,垂直放好,测定旋转斜视度数,并进行正确的记录	30	不能双眼下正确的马克多斯杆扣10分,不能使得两条光带出现平行扣15分,不能进行正确的记录扣5分	
工作结束	1. 物品整理归位	5	酌情给分	
	2. 清理工作台	5	酌情给分	
总评		100		

实训项目十三　范·格雷夫法检测眼位

【实训目的】

能用范·格雷夫(von Graefe)法检测被检者的眼位;能衡量被检者有无隐斜、斜视,以及隐斜或斜视的大小;深入学习 von Graefe 检测眼位的机制。掌握von Graefe的检测方法,von Graefe 检测的注意事项。培养学生认真、仔细,勤于动手、动脑的学习习惯。

【相关知识】

1. von Graefe 是一种主观检测斜视的方法,属于分开性斜视检测法,要在综合验光仪上的旋转棱镜上进行。用棱镜将单个视标分离成两个,打破双眼融合功能,要先测视远眼位后再测视近眼位,能明确定眼位分开双眼偏离的方向和量。

2. von Graefe 法不能区分是隐斜或是斜视。严格来说,Von Graefe 斜视测量法不能说是隐斜测量法,只能说测量眼位的方法。在记录时也只能记下眼位的方向与量,而不能记录是否有隐斜。所以我们要用前面所说的一些方法来鉴别隐斜。von Graefe 法测试一般分为远眼位测试与近眼位测试。

【实训准备与计划学时】

1. 实训准备

(1)器材:视力表投影仪、综合验光仪、近用视标(单个)。

(2)检查者:工作衣,实训报告册,签字笔,实训指导书。

2. 计划学时:4 学时。

【操作步骤和方法】

1. von Graefe 法检测远距水平隐斜

(1)主要测量视远(5 m)注视时,双眼融像破坏后双眼视轴的水平相对位置量。

(2)综合验光仪水平、瞳距调节,远方式屈光矫正后,做 von Graefe 法测试。一般用投影仪内的单个 0.8 的视标(或是最佳视力的上一行),再用综合验光仪上的旋转棱镜。将旋转棱镜摆到被检者的注视孔前,调整棱镜时请被检者将双眼闭上,至于那只眼睛加什么棱镜,建议以主视眼为分离镜,另一只眼为测量镜。下面就以左眼为主视眼为例:右眼前放置 12$^\triangle$BI,左眼前放置 6$^\triangle$BU,此时右眼 12$^\triangle$BI 作为左右测量镜,左眼 6$^\triangle$BU 作为上下分离镜。

(3)请被检者睁开双眼,问他看到多少个视标,它们的相互位置关系。此时应该看到两个视标,一个在右上方,一个在左下方(图 6-13-1、图 6-13-2)。

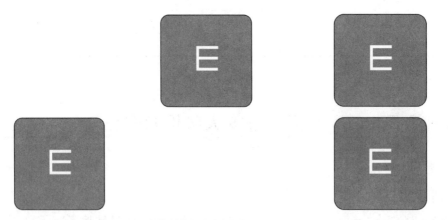

图 6-13-1　von Graefe 法检测眼位视标分离　　　图 6-13-2　von Graefe 法检测眼位视标对齐

1)如果被检者报告只看到一个视标,检查一下是否一眼有遮盖或有什么遮挡了被检者一眼的视线。

2) 如没有遮盖物挡视线,还是只看到一个视标,疑是有眼被抑制,可加个红片滤光片增加对比度,防止大脑抑制一只眼睛。

3) 如果被检者报告看到两个视标,但是一个在左上,一个在右下,这时请增加右眼前的棱镜度数至一个视标在右上,一个在左下。

4) 以 2°/s 的速度减少右眼 $12^\triangle$BI 棱镜度,直至被检者报告两个视标在竖线对直。记录此时的棱镜底方向和度数。

5) 以同样方向转动棱镜直至被检者又看到两个视标:一个在左上一个在右下。

6) 以反方向转动棱镜直至又将两个视标对直,记录此时的棱镜底方向和度数,两次所测量出的棱镜的平均值为远眼位值。

7) 记录方法如下。正视:就是没有小于 1 个棱镜的眼位的眼睛,写为远方式正视。外斜视:一般写成为远 EXO3$^\triangle$,内斜视:一般写成为远 ESO3$^\triangle$。

2. von Graefe 法检测近距水平隐斜

(1) 主要测量视近(40 cm)注视时,双眼融像破坏后双眼视轴的水平相对位置量。该方法还可用于测量阶梯性 AC/A 比率。

(2) 综合验光仪水平、近用瞳距,屈光矫正后(老视也要先做矫正),用近距视力表。最好为单一个近用视标,以被检者最佳视力大一行的为视标,再用综合验光仪上的旋转棱镜,其他操作方法与视远时眼位测试一样,测试出一个平均值,此值就是近眼位值。

(3) 记录方法如下。外斜视:一般写成为近 EXO1$^\triangle$,内斜视:一般写成为近 ESO2$^\triangle$。

3. von Graefe 法检测远距垂直隐斜

(1) 主要测量视远(5 m)注视时,双眼融像破坏后双眼视轴的水平相对位置量。

(2) 综合验光仪水平、瞳距调节,远方式屈光矫正后,做 von Graefe 法测试。一般用投影仪内的单个 0.8 的视标(或是最佳视力的大一行),再用综合验光仪上的旋转棱镜,将旋转棱镜摆到被检者的注视孔前,调整棱镜时请被检者将双眼闭上,至于那只眼睛加什么棱镜,建议以主视眼为分离镜,另一只眼为测量镜。下面就以左眼为主视眼为例:右眼前放置 6$^\triangle$BU,左眼前放置 12$^\triangle$BI,此时右眼 6$^\triangle$BU 作为上下测量镜,左眼 12$^\triangle$BI 作为左右分离镜。

(3) 请被检者将双眼睁开,问他看到多少个视标,它们的相互位置关系,此时应该看到两个视标,一个在右下方,一个在左上方。

1) 如果被检者报告只看到一个视标,检查一下是否一眼有遮盖或有什么遮挡了被检者一眼的视线。

2) 如没有遮盖物挡视线,还是只看到一个视标,疑是有眼被抑制,可加个红片滤光片增加对比度,防止大脑抑制一只眼睛。

3) 如果被检者报告看到两个视标,但是一个在左下,一个在右上,这时请增加左眼前的棱镜度数直至一个视标在右下,一个在左上。

4) 以 2△/s 的速度减少右眼 12$^\triangle$棱镜度,直至被检者报告两个视标在水平对直。记录此时的棱镜底方向和度数。

5) 继续以同样方向转动棱镜直至被检者又看到两个视标:一个在左下,一个在右上。

6) 然后以反方向转动棱镜直至又将两个视标水平对值,记录此时的棱镜底方向和度数,两次所测量出的棱镜的平均值为远方式眼位值。

4. von Graefe 法检测近距垂直隐斜　测量方法同上,注意将数值调整为近用的处方,如被检者有老花眼,需要就上老花眼的度数。

【注意事项】

1. 在临床实践中发现,在给被检者 $12^\triangle$ BI 的棱镜时,有些被检者水平棱镜 $12^\triangle$ BI 并不够,将会出现被检者所示视标一个在左上方,一个在右下方。此时请继续加大水平方向的棱镜,直至出现有右上,左下的情况。

2. 近方不能出示单个视标,可在检查时制作一个视标。视标的大小为五号字体,笔画在 15 画左右,不能过于简单,也不能过于复杂。

【考评标准】

名称:Von Graefe 法检测眼位　　　　时间:10 min　　　　得分:_____

工作步骤	工作内容	分值	评分细则	得分
工作准备	1. 着工作装,仪表端庄	5	不符合要求全扣	
	2. 备好器材	5	少一样扣1分	
工作过程	1. 被检者屈光不正进行全矫,投放远方式最佳矫正视力上行的单个视标	10	不能正确置入被检者处方扣10分,不能置入偏振滤光片扣10分	
	2. 右侧内置 $6^\triangle$ 辅助镜片,左侧投放"0"位在垂直向旋转棱镜,内旋动 $12^\triangle$,定量测定远距水平隐斜	20	不能正确设置棱镜扣10分,判断隐斜方向错误扣10分	
	3. 40 cm 出示单个视标,定性定量测定近近距离水平斜视	20	不能定性判断隐斜扣10分,不能定量判断隐斜扣10分	
	4. 左侧视孔内置 $12^\triangle$ 辅镜,右侧放置"0"位在水平向旋转棱镜,定性、定量测定垂直向远近距离垂直隐斜	25	不能设置棱镜扣5分,不能定量测量扣10分,不能定量测量扣10分	
	5. 将实验结果进行正确的记录	5	不能正确进行记录扣5分	
工作结束	1. 物品整理归位	5	酌情给分	
	2. 清理工作台	5	酌情给分	
总评		100		

实训项目十四　AC/A 功能的检测

【实训目的】

会用综合验光仪测定 AC/A;能通过 AC/A 的检测评估被检者的眼位的情况,并给出治疗方案;理解 AC/A 检测的意义。掌握 AC/A 的检测方法;深入学习 AC/A 和眼位之间的关系。培养学生认真、仔细,勤于动手、动脑的学习习惯。

【相关知识】

AC/A 即调节性集合与引起调节性集合的调节之比。一般用 Δ/D 为单位表示,正常值平均为 $3\sim5$ Δ/D。正常的 AC/A 比率对于个体来说是相当的稳定,大多时人调节性集合与调节呈线性关系。在临床上因为发现反应性 AC/A 比率约为刺激性 AC/A 比率的 1.08 倍,二者比较接近。所以临床上测定 AC/A 比率一般是以调节刺激变化的量来计算,而不是以实际的调节变化量来计算,即在临床上常用较容易测定的刺激性 AC/A 比率。

1. AC/A 比率的测定　由于直接测定某一定数量的调节变化所引起的集合反应(即反应性 AC/A 比率)比较困难,所以临床上通常采用的是比较容易的刺激性 AC/A 比率测定方法。由于这些测定方法无法排出其他因素引起的集合成分,因此不是很精确。目前一般采用的有以下方法。

(1)隐斜法:此方法简单实用,利用遮盖加三棱镜测定方法测量被检者远距离(5 m)以及近距离(33 cm)的隐斜三棱镜。为使被检者的调节锁定,以远视力表和近视力表 1.0 的视标为注视视标,如被检者有屈光不正应戴充分矫正眼镜。其具体方法有两种。

1)比较远、近距离的隐斜度,如为内隐斜,远距大于近距离,其比率偏低,反之,其比率偏高,如两者相同,则比率正常。若为外隐斜,则与上述情况相反,即看近外隐斜比看远外隐斜小者,AC/A 比率高;看近外隐斜度数大者,AC/A 比率低,看远看近外隐斜视度数相等者,则被检者的 AC/A 正常。

2)用计算法求出 AC/A 比率,计算公式为:

$$AC/A=瞳距+(近斜度-远斜度)近距离米的倒数$$

注:内斜或内隐斜以"+"表示,外隐斜以"-"表示,计算时应将正负号代入,斜视度以三棱镜度数计量,瞳距以厘米(cm)计算,一般按 6 cm 计算。

(2)梯度法:此法即马克多斯杆加上三棱镜,并在眼前加+或-镜片,测定固定距离增减调节力时,隐斜度变化的三棱镜,其计算公式为:

$$AC/A = \triangle b - \triangle a/D$$

$\triangle b$ 为加球镜后的隐斜三棱镜度数。$\triangle a$ 为加球镜前的隐斜三棱镜度数。D 为所加的球镜,一般加 +1.00 DS 或 -1.00 DS,计算时,隐斜度数的 + 表示内隐斜,- 表示外隐斜,所加的球镜正负号不代入公式。

2.影响 AC/A 比率的因素

（1）屈光不正：未矫正的屈光不正，为了看清楚又获得双眼单视，因而使调节与集合之间产生不平衡的状态。在远视眼需要较多的调节，但是需要相对少的集合，在近视眼则相反，因而远视眼的 AC/A 比率较低，近视眼的 AC/A 比率较高。

（2）药物

1）睫状肌可以明显增加 AC/A 的比率，这是由于产生单位调节反应需要更强的神经冲动，而使内直肌的神经冲动也增强的缘故。

2）缩瞳剂可以减少 AC/A 比率，是由于周围性调节增加，中枢性调节减少，致使通过中枢而引起的集合减少。临床上常用此方法治疗 AC/A 比率较高的调节性内斜。

3）作用中枢神经系统的药物也可以影响 AC/A 比率。巴比妥盐可减少 AC/A 比率。此外酒精也明显减少 AC/A 比率的作用。

（3）眼外肌手术：内直肌的手术对 AC/A 比率的影响较为明显，尤其以内直肌的减弱手术最为显著。

【实训准备与计划学时】

1.实训准备

（1）器材：综合验光仪、近用视力表、近视力杆一套。

（2）检查者：工作衣，实训报告册，签字笔，实训指导书。

2.计划学时：2 学时。

【操作步骤和方法】

1.远方式眼位全矫（被检者有老花眼，加入下加光），室内照明正常。将近用视标放置在 40 cm 处，R 眼加上回旋棱镜，"0"刻度在垂直位，L 眼加上 $6^{\triangle}$BU。

2.右眼慢慢增加 BU 棱镜量，使得视标上下分离。

3.遮蔽右眼，左眼可见下方视标。

4.遮蔽去除，右眼可见上方视标。并且指出上方视标（右眼）相对于下方视标（左眼）是在侧还是右侧。有时两个视标看不到，是由于有抑制存在，不能使用这个方法测定。

5.按照被检者指出的方向调整右眼棱镜，常见于如下情况：上方相对于下方；右侧同侧性内斜位加入 BO；左侧交叉性外斜位加入 BI；一直加到上方视标在下方视标的正上方。

6.此时遮蔽右眼 2～3 s，若撤除遮蔽的瞬间，没有在正上方，再重新调整右眼棱镜。

7.此时右眼所标示之棱镜为全矫之近方视内、外斜位量。例：记录 $3^{\triangle}$BO。

8.双眼同时加-1.00 D，再次测定水平斜位。记录此时的斜位量。

9.上述的斜位量与刺激后的斜位量的差，即是 AC/A。

10.例：实验十二的斜位量为 $7^{\triangle}$BO，刺激后的斜位量：$7^{\triangle}$BO，即被检者的 AC/A＝4△/D。

【注意事项】

1.屈光检查必须正确是双眼视检查最基本的要求。

2.正常值为 3～5Δ/D；AC/A 值高，内斜视为集合过强型内斜视，外斜视为过强型外斜视；AC/A 值低，内斜视为分开不足型内斜视，外斜视为集合不足型外斜视。

【考评标准】

名称:AC/A 的测定　　　　时间:6 min　　　　得分:_____

工作步骤	工作内容	分值	评分细则	得分
工作准备	1. 着工作装,仪表端庄	5	不符合要求全扣	
	2. 备好器材	5	少一样扣 1 分	
工作过程	1. 置入球镜度数、柱镜度数、轴向、调整好综合验光仪水平,将瞳距调整为近用瞳距,如果被检者有老视加上 ADD,打开近用灯	10	不能正确地置入被检者处方,直接判为不及格	
	2. R 眼加上回旋棱镜,0 刻度在垂直位,L 眼加上 6△BU,使得视标上下分离。按照被检者指导所看视标的情况进行调整,直至上下视标垂直对齐	30	不能正确下回旋棱镜扣 10 分,将视标垂直分开扣 10 分,不能调整为视标垂直对齐扣 10 分	
工作过程	3. 双眼同时加−1.00 D,按上述方法再次测定水平斜位。记录此时的斜位量	30	不能调整为新处方扣 10 分,不能测定出调节刺激后的眼位置扣 20 分	
	4. 计算被检者的 AC/A	10	不能正确计算扣 10 分	
工作结束	1. 物品整理归位	5	酌情给分	
	2. 清理工作台	5	酌情给分	
总评		100		

实训项目十五　　远距离水平聚散能力的检测

【实训目的】

会用综合验光仪测定远距离聚散能力;能通过聚散能力的检测评估被检者的聚散能力,并给出治疗方案;理解集合的机制。掌握远距离聚散能力的检测方法;深入学习集合和眼位之间的关系。培养学生认真、仔细,勤于动手、动脑的学习习惯。

【相关知识】

在综合验光仪上使用棱镜的应用来逐渐诱导视网膜上的物像分离,以迫使被检者发生聚散反应来补偿网膜上物像的分离,借以测定被检者维持双眼单视所动用的水平聚散力和集合储备。在测定被检者的聚散能力时,检查者应该注意寻找被检者的 3 个反应点。

1. 模糊点　代表着被检者的融像聚散力已不能补偿引起网膜物像分离的棱镜量,需动用调节性聚散来维持双眼单视(在图表中常用○来表示)。

2. 分离点　代表着被检者已动用了全部的聚散力量,但不能够再维持双眼单视(在图标中常用×来表示)。

3. 恢复点　代表着随视网膜物像分离程度的减小,被检者又可通过本身的聚散力来恢复双眼单视(常用△来表示)。

【实训准备与计划学时】

1. 实训准备

(1)器材:综合验光仪、远用视力表。

(2)检查者:工作衣,实训报告册,签字笔,实训指导书。

2. 计划学时:1 学时。

【操作步骤和方法】

1. 使用综合验光仪,距离为 5 m,被检者远方式的屈光状态全矫,照明满足验光室的要求。在被检者眼前加入回旋棱镜,零刻度在垂直方向,远方式出示被检者最佳视力上一行的单个视标。

2. 让被检者能够看到一个清晰的视标。

3. 两眼同时加入 BI 棱镜,逐渐加大棱镜量。被检者仍可以先看到视标,直到出现模糊。

4. 此时,两眼同时向 $0^\triangle$ 方向退,直到看到一个清晰的视标。

5. 两眼在同时加入 BI 棱镜后,加大棱镜直到出现模糊,继续加大 BI 棱镜量,直到出现复视(看到两个视标)。将模糊点、分裂点棱镜量记录下来。事实上,由于被检者的远用屈光度已被完全矫正,观察 5 m 处物体时,调节已放松为零,基底向内的棱镜并不能再使调节放松,所以应该不会出现视标模糊点。若出现了模糊点则说明被检者的远用屈光矫正存在正镜不足或负镜过大的失误,主观验光结果的结束点应当重新核查。在模糊点缺乏的情况下,分离点也代表着负融像集合的极限。

6. 此时,被检者头抬起几秒后,继续测量。将棱镜回退,退到被检者所见视标合成单个视标。再将恢复点的棱镜记录下来。

例:$x^\triangle \mathrm{BI}/9^\triangle \mathrm{BI}/5^\triangle \mathrm{BI}$(blur $= x^\triangle$ BIbreak $= 9^\triangle$ BIrecovery $= 5^\triangle$ BI)

7. 实验记录见下表。

虚性相对集合力实验记录(远距离)

虚性相对集合力	模糊点	破裂点	恢复点

8. 测定被检者散开能力后,被检者休息片刻后,确保被检者看清视标,两眼同时加入 BO 棱镜,逐渐加大棱镜量,被检者仍可以先看到视标,直到出现模糊。

9. 此时,两眼同时向 $0^\triangle$ 方向退,直到看到一个清晰的视标。

10. 两眼在同时加入 BO 棱镜，逐渐加大棱镜量直到出现模糊，继续加大 BI 棱镜量，直到出现复视(看到两个视标)，将模糊点、分裂点棱镜量记录下来。

11. 此时嘱被检者头抬起几秒后，继续测量。将棱镜回退，退到被检者所见视标合成单个视标。再将恢复点的棱镜记录下来。

例: $16^\triangle BO/22^\triangle BO/14^\triangle BO$ (blur = $16^\triangle$ BObreak = $22^\triangle$ BOrecovery = $14^\triangle$ BO)

12. 实验记录见下表。

实性相对集合力实验记录(远距离)

实性相对集合力	模糊点	破裂点	恢复点

【注意事项】

1. 屈光检查必须正确是双眼视检查的最基本的要求。

2. 旋转棱镜过程中若发现注视视标向一侧偏移，证实有一眼被黄斑抑制，通常向另一侧偏移。

【考评标准】

名称:远距离水平聚散能力的检测　　　　时间:6 min　　　　得分:_____

工作步骤	工作内容	分值	评分细则	得分
工作准备	1. 着工作装,仪表端庄	5	不符合要求全扣	
	2. 备好器材	5	少一样扣1分	
工作过程	1. 置入球镜度数、柱镜度数、轴向、调整好综合验光仪水平,将瞳距调整为远用瞳距。远方式出示最佳视力上一行的单个视标	10	不能正确地置入被检者处方,直接判不及格。远方式不能出示最佳视力上一行的单个视标扣5分,操作有误酌情扣分	
	2. 双眼同时加入回旋棱镜,增加 BI 棱镜,测定模糊点和破裂点	20	不能正确地下回旋棱镜扣5分,不能以双眼以 $1^\triangle$/s 增加 BI 棱镜扣5分,不能测定模糊点扣10分	
	3. 测定恢复点	10	操作步骤不规范扣5分,不能测定恢复点扣5分	
	4. 用上述同样的操作流程,加 BO 的棱镜,检测被检者的模糊点、破裂点、恢复点。并进行正确的记录	40	不能正确设置棱镜、测定模糊点、破裂点、恢复点各扣10分	
工作结束	1. 物品整理归位	5	酌情给分	
	2. 清理工作台	5	酌情给分	
总评		100		

实训项目十六　远距离垂直聚散能力的检测

【实训目的】

会用综合验光仪测定远距离垂直方向聚散能力;能通过垂直聚散能力的检测评估被检者的上下眼位的情况,并给出治疗方案;理解垂直方向散能力检测的意义。掌握远距离垂直聚散能力的检测方法;深入理会垂直聚散力和眼位之间的关系。培养学生认真、仔细,勤于动手、动脑的学习习惯。

【相关知识】

相关知识见实训项目十五。

【实训准备与计划学时】

1. 实训准备

(1)器材:综合验光仪、远用视力表。

(2)检查者:工作衣,实训报告册,签字笔,实训指导书。

2. 计划学时:1 学时。

【操作步骤和方法】

1. 在综合验光仪上将被检者的远距屈光矫正度数调好,远用瞳距调好。

2. 在被检者眼前出示最佳矫正视力上一行的单个视标,照明良好。

3. 将回旋棱镜摆到被检者的注视孔前,调整在水平零位置,使之在垂直方向调整棱镜度。

4. 指导被检者睁开双眼,问他看到什么,此时应该能看到清晰的视标。

5. 指导被检者出现两个视标的时候请报告。

6. 以 1 个棱镜 1 s 的速度增加,均匀地在被检者右眼前加 BU 棱镜(测量被检者向下的聚散能力)。

7. 记录被检者分别报告破裂点时右眼前加的棱镜度数。

8. 减少棱镜至被检者报告又恢复到单个视标,这是恢复点,记录右眼前 BU 度数。

9. 右眼前放置 BD 棱镜,重复步骤 4~8(测量右上聚散能力)。

10. 用同样的方法,让右眼固视,测量左眼上下转的能力。

11. 实验记录见下表。

(1)表明检测距离,注明眼前的棱镜方向。

(2)记录棱镜的度数。

(3)每项结果应包括两项值:破裂点和恢复点棱镜度。

(4)如果恢复点与你期望的方向相反,用负值表示。

双眼开散能力实验记录(远距离)

上下开散能力视远方式	破裂点	恢复点
左眼固视(右眼向下能力)	上	
左眼固视(右眼向上能力)	下	
右眼固视(左眼向下能力)	上	
右眼固视(左眼向上能力)	下	

【注意事项】

1. 在检测被检者垂直方向的聚散能力时,被检者一般可以耐受的棱镜量比较小,所以操作时候尽量要准确一些。

2. 在增加棱镜量后不能过大,以 1 s 加 1 个棱镜左右的速度。

【考评标准】

名称:远距离垂直聚散能力的测定　　　　时间:5 min　　　　得分:_____

工作步骤	工作内容	分值	评分细则	得分
工作准备	1. 着工作装,仪表端庄	5	不符合要求全扣	
	2. 备好器材	5	少一样扣1分	
工作过程	1. 置入球镜度数、柱镜度数、轴向,调整好综合验光仪水平,将瞳距调整为远用瞳距	10	不能正确地置入被检者处方,直接判不及格	
	2. 左眼固视测定增加 BU 棱镜,出现破裂点、恢复点	20	不能正确地下回旋棱镜扣5分,不能以双眼以 $1^\triangle$/s 增加 BU 棱镜扣5分,不能测定破裂点5分,不能测定恢复点扣5分	
	3. 被检者休息片刻,测定增加 BD 棱镜,出现破裂点、恢复点	10	不能测定破裂点5分,不能测定恢复点扣5分	
	4. 用同样的方法,右眼固视,检测左眼向上、向下的聚散能力,正确记录实验结果	40	不能正确测定向上破裂点、恢复点和向下破裂点、模糊点各扣10分	
工作结束	1. 物品整理归位	5	酌情给分	
	2. 清理工作台	5	酌情给分	
总评		100		

实训项目十七　近距离水平聚散能力的检测

【实训目的】

会用综合验光仪测定近距离聚散能力;能通过聚散能力的检测评估被检者的聚散能力,并给出治疗方案;理解集合的机制。掌握近距离聚散能力的检测方法;深入学习集合和眼位之间的关系。通过该实验培养学生认真、仔细,勤于动手、动脑的学习习惯。

【相关知识】

相关知识见实训项目十五。

【实训准备与计划学时】

1. 实训准备

(1)器材:综合验光仪、远用视力表。

(2)检查者:工作衣,实训报告册,签字笔,实训指导书。

2. 计划学时:1学时。

【操作步骤和方法】

1. 使用综合验光仪,距离为40 cm。被检者近方式的屈光状态全矫。如果被检者有老花眼,加上老花眼的度数,近用的时候使用照明灯,注意不能让视标曝光。在被检者眼前加入回旋棱镜,零刻度在垂直方向,近方式出示被检者最佳视力上一行的视标(一般要求自制一个视标)。

2. 让被检者能够看到一个清晰的视标或一排视标。

3. 两眼同时加入BI棱镜,逐渐加大棱镜量,被检者仍可以先看到视标,直到出现模糊。

4. 此时两眼同时向 $0^\triangle$ 方向退,直到看到一个清晰的视标。

5. 两眼在同时加入BI棱镜后,加大棱镜直到出现模糊,继续加大BI棱镜量,直到出现复视(看到两个视标)。将模糊点、分裂点棱镜量记录下来。

6. 此时,被检者头抬起几秒后,继续测量。将棱镜回退,退到被检者所见视标合成单个视标。再将恢复点的棱镜记录下来。

例: $x^\triangle BI/9^\triangle BI/5^\triangle BI$ (blur = $x^\triangle$ BI break = $9^\triangle$ BI recovery = $5^\triangle$ BI)

7. 实验记录见下表。

虚性相对集合力实验记录(近距离)

虚性相对聚散力	模糊点	破裂点	恢复点

8. 被检者休息片刻后,在确保被检者双眼能同时看清视标时,两眼同时加入 BO 棱镜,逐渐加大棱镜量。被检者先仍可以看到视标,直到出现模糊。

9. 此时,两眼同时向 $0^{\triangle}$ 方向退,直到看到一个清晰的视标。

10. 两眼再同时加入 BO 棱镜,逐渐加大棱镜量直到出现模糊。继续加大 BI 棱镜量,直到出现复视(看到两个视标),将模糊点、分裂点棱镜量记录下来。

11. 此时被检者头抬起几秒后,继续测量。将棱镜回退,退到被检者所见视标合成单个视标。再将恢复点的棱镜记录下来。

例: $16^{\triangle}$ BO/$22^{\triangle}$ BO/$14^{\triangle}$ BO (blur $= 16^{\triangle}$ BObreak $= 22^{\triangle}$ BOrecovery $= 14^{\triangle}$ BO)

12. 实验记录见下表。

实性相对集合力实验记录(近距离)

实性相对聚散力	模糊点	破裂点	恢复点

【**注意事项**】

1. 屈光检查必须正确是双眼视检查的最基本的要求。

2. 记录是左右眼的度数相加在一起,在加棱镜以及减少棱镜时,左右眼的量尽量同步。

【**考评标准**】

名称:近距离水平聚散能力的测定　　　　时间:5 min　　　　得分:_____

工作步骤	工作内容	分值	评分细则	得分
工作准备	1. 着工作装、仪表端庄	5	不符合要求全扣	
	2. 备好器材	5	少一样扣1分	
工作过程	1. 置入球镜度数、柱镜度数、轴向、调整好综合验光仪水平,将瞳距调整为远用瞳距。近方式出示最佳视力上一行的单个视标(可以自制视标)	10	不能正确地置入被检者处方,直接判不及格,近方式不能出示最佳视力上一行的单个视标扣5分,操作有误差的酌情扣分	
	2. 双眼同时加入回旋棱镜,增加 BI 棱镜,测定模糊点、破裂点	20	不能正确的下回旋棱镜扣5分,不能以双眼以 $1^{\triangle}$/s 增加 BI 棱镜扣5分,不能测定模糊点10分	
	3. 测定恢复点	10	操作步骤不规范扣5分,不能测定恢复点扣5分	
	4. 用上述同样的操作流程,加 BO 的棱镜,检测被检者的模糊点、破裂点、恢复点。并进行正确的记录	40	不能正确设置棱镜、测定模糊点、破裂点、恢复点各扣10分	

续表

工作步骤	工作内容	分值	评分细则	得分
工作结束	1. 物品整理归位	5	酌情给分	
	2. 清理工作台	5	酌情给分	
总评		100		

实训项目十八　近距离垂直聚散能力的检测

【实训目的】

会用综合验光仪测定近距离垂直方向聚散能力;能通过近距垂直聚散能力的检测评估被检者近距离上下眼位的情况,并给出治疗方案;理解垂直方向近距离散能力检测的意义。掌握近距离垂直聚散能力的检测方法;深入理会垂直聚散力和眼位之间的关系。通过该实验培养学生认真、仔细、勤于动手、动脑的学习习惯。

【相关知识】

相关知识见实训项目十五。

【实训准备与计划学时】

1. 实训准备

(1)器材:综合验光仪、远用视力表。

(2)检查者:工作衣,实训报告册,签字笔,实训指导书。

2. 计划学时:1学时。

【操作步骤和方法】

1. 在综合验光仪上将被检者远方视的屈光矫正度数调整好。如果被检者有老花眼,在远用的基础上加上 ADD。

2. 将近距注视卡放在 40 cm 处,照明良好。

3. 调整好近用瞳距,确认双眼均没有遮盖。

4. 先测右眼,让左眼固视,确认能看清楚,右眼前加入 BU 的棱镜,(测量右眼向下聚散的能力)逐渐加大量,直到出现复视(每秒加 1 个棱镜),将棱镜记录下来。

5. 继续增加棱镜后,此时将棱镜往回退,直至被检者所见的影像合成单个视标,再记录下来。

6. 右眼前继续加 BD 的棱镜,重复上述步骤(测量右上聚散能力)。

7. 重复上述步骤测量左眼的上下转能力,右眼固视。

8. 实验记录见下表。

(1)表明检测距离,注明眼前的棱镜方向。

（2）记录棱镜的度数。

（3）每项结果应包括两项值：破裂点和恢复点棱镜度。

（4）如果恢复点与你期望的方向相反，用负值表示。

双眼开散能力实验记录（近距离）

上下开散能力近方视	break	recovery
左眼固视（右眼向下能力）	up	
左眼固视（右眼向上能力）	Down	
右眼固视（左眼向下能力）	up	
右眼固视（左眼向上能力）	Down	

【注意事项】

1. 屈光检查必须正确是双眼视检查最基本的要求。

2. 在检测被检者垂直方向的聚散能力时，被检者一般可以耐受的棱镜量比较小，所以操作的时候尽量要准确一些。在增加棱镜量后不能过大，以 1 s 加 1 个棱镜左右的速度。

【考评标准】

名称：近距离垂直聚散能力的检测　　　　时间：5 min　　　　得分：_____

工作步骤	工作内容	分值	评分细则	得分
工作准备	1. 着工作装，仪表端庄	5	不符合要求全扣	
	2. 备好器材	5	少一样扣 1 分	
工作过程	1. 置入球镜度数、柱镜度数、轴向、调整好综合验光仪水平，将瞳距调整为近用瞳距	10	不能正确地置入被检者处方，直接判不及格	
	2. 左眼固视，右眼加入回旋棱镜，增加 BU 棱镜，测定模糊点，被检者休息片刻，测定恢复点	20	不能正确地下回旋棱镜扣5分，不能以双眼以 1$^\triangle$/s 增加 BU 棱镜扣5 分，不能测定破裂点 5 分，不能测定恢复点扣 5 分	
	3. 被检者休息片刻，右眼 1$^\triangle$/s 增加 BD 棱镜，测定模糊点，被检者休息片刻，测定恢复点	10	不能测定破裂点 5 分，不能测定恢复点扣 5 分	
	4. 用同样的方法，右眼固视，检测左眼向上、向下的聚散能力。正确记录实验结果	40	不能正确测定向上破裂点、恢复点和向下破裂点、模糊点各扣 10 分	

续表

工作步骤	工作内容	分值	评分细则	得分
工作结束	1. 物品整理归位	5	酌情给分	
	2. 清理工作台	5	酌情给分	
总评		100		

参考文献

［1］闫伟,蒋金康.眼镜定配技术［M］.北京:人民卫生出版社,2019.

［2］吕帆.斜弱视和双眼视处理技术［M］.北京:高等教育出版社,2014.

［3］杨砚儒,施国荣.眼镜维修检测技术［M］.2 版.北京:人民卫生出版社,2019.

［4］赵堪兴,杨培增.眼科学［M］.2 版.北京:人民卫生出版社,2019.

［5］曾骏文.眼视光应用光学［M］.北京:人民卫生出版社,2019.

［6］尹华玲,王立书.验光技术［M］.2 版.北京:人民卫生出版社,2019.

［7］陈浩.接触镜验配技术［M］.北京:高等教育出版社,2015

［8］郑琦.眼视光技术综合实训［M］.北京:人民卫生出版社,2012.